가속 노화 리셋

가속노화 리셋

40이 되기 전에 느리게 나이 드는 몸을 만드는 면역 습관

이이누마 가즈시게 지음 | 오시연 옮김

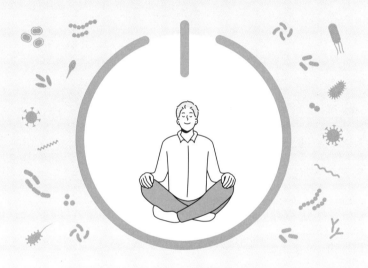

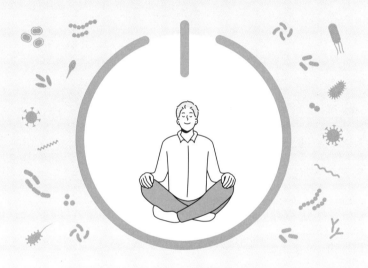북라이프

가속 노화 리셋

1판 1쇄 인쇄   2025년 6월 3일
1판 1쇄 발행   2025년 6월 11일

지은이 | 이이누마 가즈시게
옮긴이 | 오시연
발행인 | 홍영태
발행처 | 북라이프
등   록 | 제2011-000096호(2011년 3월 24일)
주   소 | 03991 서울시 마포구 월드컵북로6길 3 이노베이스빌딩 7층
전   화 | (02)338-9449
팩   스 | (02)338-6543
대표메일 | bb@businessbooks.co.kr
홈페이지 | http://www.businessbooks.co.kr
블로그 | http://blog.naver.com/booklife1
페이스북 | thebooklife
인스타그램 | booklife_kr
ISBN 979-11-91013-93-1   03510

비즈니스북스는 독자 여러분의 소중한 아이디어와 원고 투고를 기다리고 있습니다.
원고가 있으신 분은 ms2@businessbooks.co.kr로 간단한 개요와 취지, 연락처 등을 보내 주세요.

당신이 남들보다 빨리 늙는 이유

나이가 들면서, 주변 사람들이 나이 드는 모습을 지켜보면서 한 가지 궁금증이 생겼다. 어떤 사람은 나이가 들면서 급격히 허약해지고 병이나 통증에 시달리는데, 어떤 사람은 왜 여전히 건강하고 활력이 넘칠까?

'잠을 충분히 잤는데도 계속 피곤하다', '여태 건강했는데 갑자기 한 번도 겪어 보지 못한 병에 걸렸다', '거울 속 내 모습이 놀랍도록 늙어 보인다', '이유 없이 몸이 여기저기 쑤시고 컨디션이 좋지 않다'. 이 중 하나라도 해당한다면 몸속에서 빠르고 강도 높은 노화가 진행되고 있을 확률이 높다.

내 주변 사람들 중에는 젊은 나이임에도 요즘 부쩍 급속도로 쇠약해졌다며 남들보다 빠르게 늙는 것 같다고 하소연하는 사람이 많아졌다. 한창 일할 나이에 갑자기 세상을 떠나는 사람도 늘고 있다. 기운이 넘치던 40대 편집자가 등산을 갔다가 산 정상에서 쓰러졌고, 50대 경영자가 암 선고를 받은 후 얼마 지나지 않아 세상을 떠났다. 그들은 매우 건강해 보였지만 겉모습과 달리 건강 상태가 심각했다. 아마 몸속에서 급속도로 노화가 진행되고 있었을 것이다.

나는 이런 일들을 지켜보면서 현대인의 몸을 서서히 갉아먹는 현상에 강한 위기의식을 느꼈다. 동시에 오랫동안 연구해 온 인체 전반에 관한 최신 정보를 가능한 한 많은 사람과 공유하고 싶은 욕구가 점점 강해졌다.

나는 의학박사지만 임상 의사는 아니다. 그런 내가 이런 생각을 하게 된 건 수십 년 전, 아무리 훌륭한 의사나 연구자라도 모든 것을 알 수 없다는 사실을 깨달았기 때문이다.

대학 졸업 후 나는 방사성 의약품을 연구·개발하는 제약회사에 입사해 고정밀 호르몬 측정에 관한 연구·개발 업무를 담당했다. 일본 최고의 의사들과 연구자들이 우리 연구실에 호르몬 측정을 의뢰했다. 당시 호르몬은 거의 모든 질병과 관련이 있다고 여겨져 대부분의 의학 연구에서 중요한 측정 대상이었다.

이런 업무 환경 덕분에 나는 다양한 의사 및 연구자와 소통할 수 있었다. 그 과정에서 그들이 암이나 감염병 등 자신의 전문 분야에 관해서는 탁월한 지식과 통찰력을 지니고 있지만 그 외 영역에 대해서는 충분한 정보를 갖고 있지 않다는 생각을 하게 되었다. 세계적인 수준의 다양한 의학 연구를 접하면서 같은 의학계 내에서도 어떤 분야에서는 상식으로 통하는 내용이 다른 분야에서는 전혀 알려지지 않은 현실에 몹시 놀랐다.

'한 질병에 대한 지식을 다른 증상에도 적용해 보면 어떨까?' 하는 생각이 들었다. 그래서 제약회사에서 일하는 동안 여러 분야를 아우르는 아이디어를 냈다. 그중 몇 가지는 미력하나마 의미 있는 연구 성과에 보탬이 되기도 했다.

지금 돌이켜 보면 겨우 스무 살 남짓한 풋내기가 노벨상 후보감인 교수에게 의견을 제시했다는 것이 참으로 당돌하게 느껴진다. 하지만 당시 권위와 상식을 의심하고 한 걸음 물러나 다른 관점에서 생각해 보는 것이 새로운 무언가를 발견하는 데 얼마나 중요한지 배웠다. 이런 태도는 인간의 생명을 구하는 일로도 이어졌다.

예를 들어 당시에는 수혈로 C형 간염 바이러스에 감염된 사람 중 많은 사람이 간암에 걸려서 매년 3~4만 명이 사망하는 심각한 상황이었다. 이런 인과관계를 간파한 나는 개발 중이던 C형 간염 혈액 검사 도입을 정부에 강력히 제안했다. 하지만 정부와 혈액센터는 이 검사를 도입하는 데 상당히 소극적이어서 진전이 없었다. 나는 신문기자를 통해 "이 검사를 도입하면 수혈 후 감염률을 거의 제로로 낮출수 있다."라고 발표했지만 오히려 '그건 과장'이라는 식의 비판이 사방에서 쏟아졌다.

나는 포기하지 않았다. 계속 보급 활동에 힘썼고 마침내 C형 간염 혈액 검사가 도입되었다. 그 결과 수혈 후 간염에 걸린 환자가 굉장히 많이 줄었고, 그에 따라 C형 간염으로 인한 간암 사망자도 매년 3~4만 명이 감소했다.

B형 간염 바이러스에 감염된 사람이 암에 걸려서 항암 치료를 받을 경우 바이러스가 재활성화되어 급성 간염이 발생하고, 심할 경우 갑작스럽게 사망하는 사례도 적지 않았다. 이런 메커니즘을 인식한 나는 사전 검사의 중요성을 알리기 위해 적극적으로 노력했고 '면역 억제 치료나 화학 요법을 시행할 때 B형 간염 검사를 포함한 예방 조치가 필요하다'라는 내용이 국가 지침에 반영되었다.

이런 경험 덕분에 나는 환자의 생명과 매일 마주하는 의사들을 존경하면서도 그들과는 다른 관점에서 부정이나 비판을 두려워하지 않고 현대인의 몸에서 일어날 수 있는 위험에 대해 오늘날까지 계속 연구하고 알릴 수 있었다.

외모의 노화와 체내 노화는
비례하지 않는다

체내에서 급속히 진행되는 노화가 겉으로 드러나지 않을 수도 있다. 현대의 스킨케어와 메이크업으로 어느 정도는 관리할 수 있기 때문이다. 하지만 몸속에서 가속화되는 노화는 안타깝게도 이런 방법으로 억제할 수 없다. 앞서 이야기했듯이 급격한 신체 노화를 겪은 사람들은 건강한 사람들이 상상하기 어려울 정도로 혈관과 장기가 빠르게 쇠약해진다.

이런 '가속 노화' 현상, 즉 일반적인 노화 속도보다 2배 이상 빠르게 진행되는 가속 노화는 왜 일어날까? 그 비밀은 면역에 있다.

"왜 면역이지?" 많은 사람이 의문을 품을 것이다.

나는 제약회사에서 호르몬을 측정하며 오랜 세월 '항원'과 '항체'를 다뤘다. 항원은 바이러스 등의 '외부 침입자'를 의미하고 항체는 면역 세포가 외부 침입자를 물리치기 위해 만드는 '무기'에 해당한다. 그리고 우리 몸의 면역 세포는 암세포나 바이러스 등에 감염된 세포뿐만 아니라 노화된 세포도 파괴한다. 나는 40여 년 동안 인체의 능력을 연구해 왔다. 특히 우리 몸이 질병의 원인을 공격하는 무기를 스스로 만들어 내는 기능에 주목했다. 이는 실로 편리하고도 경이로운 인체 메커니즘이다. 그렇다, 이 무기가 바로 면역이다.

제약회사 재직 시절, 방사성 물질과 항체를 이용한 호르몬 측정법 개발로 노벨 생리의학상을 수상한 학자들과 함께 연구할 수 있는 행운을 누렸다. 퇴직 후에도 국내외 다양한 연구소에서 면역 연구를 계속해 왔다. 그리고 지금은 이런 심도 있는 경험을 통해 얻은 최신 지식을 대중에게 전하는 데 주력하고 있다. 이렇듯 나는 인생의 절반 이상 면역에 푹 빠진 삶을 살아왔다.

그동안 의약품으로 치료할 수 있는 질병의 종류는 비약적으로 증가했고, 한 차례 유행으로 수십만 명의 생명을 앗아 갔던 여러 감염병을 극복했다. 하지만 안타깝게도 약으로는 치료할 수 없는 질병으로 고통받는 사람이 계속 늘어나는 추세다.

전 세계적으로 증가하고 있는 당뇨병 환자를 위한 혈당 조절 약물이나 인슐린 분비 촉진제, 또는 고가의 치매약이 개발되고 있지만 대부분 대증 요법에 지나지 않는다. 아직 근본적인 치료에는 이르지 못한 것으로 보인다.

미국 의사 세 명 중 한 사람이 "내 가족이 병에 걸렸을 때 서양 의학식의 대증 요법만으로 치료하고 싶지 않다. 다른 선택지도 적극적으로 고려하겠다."라고 답했다는 조사 결과를 보면 기존 치료법만으로는 현대인의 질병에 충분히 대응하기 어려운 것이 분명하다. 이렇게 약으로는 낫지 않는 질병의 기저에 현대인의 몸을 서서히 갉아먹고 있는 '가속 노화'가 자리 잡고 있다.

이런 상황을 해결하고 몸의 노화 속도를 리셋할 수 있는 열쇠는 무엇일까? 지금도 전 세계적으로 연구가 진행되고 있지만 나는 이 모든 문제의 핵심이 면역에 생긴 이상 사태 때문이라고 확신한다. 이 책에서 그 사실을 구체적으로 살펴보고자 한다.

이이누마 가즈시게

차례

시작하며

소리 없이 찾아오는
가속 노화

제5장

노화 시계를 되돌리는 최신 의학

Point

▸ 노화는 세포 내부의 문제에서 시작된다.

▸ 면역 세포가 완전히 지치면 폭주하기 시작한다.

▸ 면역 폭주는 모든 질병의 근원이다.

- 시작하며 -

소리 없이 찾아오는
가속 노화

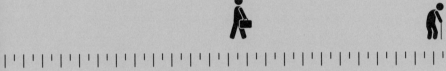

노화란
무엇인가?

우리 몸의 노화는 20세를 지나면서 시작된다. 많은 생물과 마찬가지로 번식에 적합한 시기에 정점을 찍고 쇠퇴해 가기 때문이다. 노화가 시작되면 우리 몸에서는 어떤 일이 일어날까?

먼저 하나하나의 세포 유전자가 손상되거나 돌연변이가 발생하는 수가 증가한다. 그러면 세포 내 에너지 공장인 미토콘드리아가 약해진다. 또한 체내에 불필요한 단백질이 축적되면서 활동 속도가 조금씩 느려지는 '세포 노화'가 진행된다. 이런 요인이 겹치면서 내부 장기나 피부 같은 신체 조직의 기능이 떨어지고, 최종적으로는 신체의 완전한 활동 정지(죽음)로 이어진다.

이렇게 노화 과정을 말로 표현하면 인생이 얼마나 한정된 시간인지 인식하게 되지만 사실 노화는 아주 조금씩 진행되기 때문에 평소에는 전혀 느끼지 못한다. 그러나 노화가 시작되고 5~10년이 지나면 근력, 체력, 신경전도 속도, 폐활량 등의 기능이 떨어지는 것을 실감하게 된다. 쉽게 피곤해지거나 피부 탄력이 떨어지고, 한 번 상처가 나면 좀처럼 낫지 않는다.

노화 속도는 선천적인 개인차와 체내 환경에 따라 결정된다. 기본적으로 전자는 바꿀 수 없기 때문에 후자를 조절하려는 노력이 이른바 '노화 대책'이라고 할 수 있다. 이미 많은 사람이 '당화', '산화' 같은 용어를 알고 있을 것이다. 최근에는 '텔로미어'telomere와 '시르투인'sirtuin 유전자가 노화를 늦추는 핵심으로 널리 알려져 있다. 이 두 가지 모두 노화와 수명을 조절하는 핵심 메커니즘으로 작용한다는 사실이 불로장생 연구를 통해 밝혀졌다.

텔로미어는 체내 염색체의 양쪽 끝에 붙어 있는 특수한 입자로, 세포분열이 안전하게 이루어지도록 염색체를 보호하는 역할을 한다. 텔로미어는 세포분열을 할 때마다 점점 짧아지는데 한계치에 도달하면 그 세포는 더 이상 분열하지 못한다. 시한장치 같은 역할을 하는 것이다.

텔로미어를 기준으로 계산하면 이론상 인간은 120세까지 살 수 있으며, 이 시한장치의 작동을 막기 위해 텔로미어를 연장하는 연구가 진행되고 있다. 하지만 개인적으로는 텔로미어는 이상 세포를 제거하기 위해 설정된 인체의 자연적인 메커니즘이므로 이를 연장하면 오히려 위험할 수도 있다는 우려가 있다.

노화 속도를 늦춰 주는 것으로 알려진 시르투인 유전자는 식사로 섭취하는 에너지 양을 줄였을 때 작동한다. 히말라야 원숭이를 대상으로 한 실험에서 에너지 섭취량이 100퍼센트인 개체와 70퍼센트로 제한한 개체를 비교했다. 실험 결과 에너지 섭취를 70퍼센트로 제한한 개체가 훨씬 젊어 보였다. 이런 현상이 인간에게도 유사하게 일어날 것으로 추정된다.

많은 연구자들은 텔로미어와 시르투인 유전자 연구 결과를 근거로 "식사와 운동 같은 생활 습관을 바로잡아 체내 환경을 개선함으로써 노화를 늦출 수 있다."라고 주장한다. 이런 노화 연구는 전 세계에서 활발히 진행되고 있고 관련 연구 논문 수도 꾸준히 증가하고 있다. 지난 10여 년간 구글과 아마존 같은 빅테크 기업들이 노화 방지 연구에 대규모 투자를 한 것도 이 분야 발전에 크게 기여했을 것이다.

정확한 노화 대책이 있다고 해도 생물의 노화는 자연의 섭리이며 태생적·개체별 차이를 통제할 수 없다. 또 아무리 노화 대책이 중요하다고 홍보해도 몸소 위기감을 느끼지 못하고 무슨 일이 일어날지 명확하게 인지하지 못하는 경우도 있다. 설사 인지하더라도 대책을 실천하지 않는 한 비만에서 시작되는 당뇨 등 생활 습관병이 이 세상에서 줄어들지는 않을 것 같다.

가속 노화가 아닌 자연스러운 노화가 진행되는 경우에도 쉽게 피로해지고 통증이나 결림 등의 증상이 나타나며, 기미와 주름 같은 노화 현상이 서서히 축적된다. 또 혈압과 혈당 수치의 이상으로 인해 당뇨병, 암, 심장 질환이 발생할 수도 있다. 다만 최근 들어 40대에 접어들면서 이런 증상이 마치 눈덩이가 굴러가며 커지듯이 급속도로 진행되는 사례가 증가하고 있다.

이에 대한 가장 큰 요인은 첫머리에서 언급한 '면역'이다. 지난 30년간 면역과 체온, 장 기능과의 관계가 여러 차례 주목받았다. 또 신종 코로나 바이러스 감염증COVID-19 확산으로 면역에 대한 인식이 크게 높아지기도 했다. '요구르트로 면역력을 높인다' 같은 광고 문구를 매일 보게 되었고 다양한 면역 보충제가 출시되었다.

이 과정에서 '면역이란 외부 침입으로부터 몸을 지키는 것'이라는 사실을 누구나 알게 되었다. 하지만 이는 면역 기능의 한 측면에 불과하다. 나는 이런 단편적인 이해만으로는 면역이 담당하고 있는 놀라운 역할을 절반도 설명하지 못한다고 생각한다.

면역이 담당하는
우리 몸의 재생 시스템이란?

면역은 우리 몸에서 매우 중요한 역할을 한다. 몸속에서 일어나는 '재생 시스템', 다시 말해 젊음을 유지하는 순환 메커니즘이 원활하게 작동하도록 돕는 역할이다. 재생 시스템은 아래 ①~③의 정교한 사이클로 유지된다.

① 오래된 세포를 파괴한다.

② 그 파편을 치우고 새로운 세포의 재료로 만든다.

③ 빈자리에 새로운 세포를 만든다.

이른바 '신진대사'라고 불리는 과정인데 ①~③에서 세포 파괴와 재생이 계속 순환되기 때문에 우리 몸은 쉽게 노화되지 않고, 실은 스무 살부터 노화가 시작되지만 알아차리지 못하는 것이다.

이 일련의 흐름은 집을 재건축하는 과정과 유사하다. 오래된 건물을 부수고 폐자재를 깨끗하게 옮겨서 사용할 수 있는 것과 없는 것으로 구분하고 사용할 수 있는 것은 재활용한다. 그리고 더 필요한 자재를 가져와 새 집을 짓는다. 즉, 새로운 세포를 만들어 낸다.

면역이 오래된 세포 파괴와 새로운 세포 만들기를 반복하기 때문에 인체는 매일 낡고 쇠약해진 부분을 조금씩 재생해 나이에 맞는 외모를 유지하는 것이다.

지친 면역 세포의
폭주

40세가 넘어가면 재생 시스템에 구멍이 생긴다. 면역 세포 자체도 점점 쇠약해져서 외부 침입자가 몸속에 들어와도 젊었을 때처럼 민첩하게 공격하지 못한다. 힘이 예전 같지 않아서 적을 공격해도 효과적으로 파괴할 수 없다. 그럼에도 체내에는 공격할 대상이 계속해서 늘어나기 때문에 면역 세포는 끊임없이 일해야 한다. 노화된 세포가 증가할 뿐 아니라 지나치게 비대해진 지방 세포와 그 세포들이 내보내는 물질, 매일 생겨나는 암세포까지 처리해야 한다.

문제는 지속적인 공격으로 정상 세포까지 손상되는 오류가 빈번히 발생한다는 점이다. 손상된 세포도 노화된 세포와 마찬가지로 면역 세포가 처리해야 할 대상이다. 결국 스스로 일거리를 늘리는 셈이다. 이런 상황은 40대 이후의 신체에서 특정 면역 세포가 감소함으로써 더욱 악화되는데, 이에 대해서는 뒤에서 자세히 설명하겠다.

결국 과중한 업무에 시달리던 면역 세포가 분별없이 이것저것을 공격하는 참극이 우리 몸속에서 벌어진다. 이를 의학적으로는 '만성염증'이라고 부르지만 이 책에서는 쉬운 이해를 위해 '면역 폭주'라고 표현하겠다.

가속 노화를 부르는
'면역 폭주'의 정체는?

우리 몸이 '면역 폭주' 상태에 이르면 면역 세포는 폭주에 대응하느라 노화 속도를 늦추던 재생 시스템을 제대로 작동시키지 못한다. 결과적으로 놀라운 속도로 노화가 진행되는데, 이것이 '가속 노화'다.

면역 세포가 과로 상태가 되면 바이러스나 세균 등 외부 침입자에 대한 저항력이 약해져 감기에 걸리기 쉽고, 손상된 세포를 효과적으로 처리하지 못해 상처가 잘 아물지 않는다. 신진대사가 원활하지 않아 피부도 칙칙해지는 등 노화 현상이 가속된다. 가속 노화의 징후는 개인에 따라 다르지만 외관상 노화하지 않은 것 같은 사람도 몸속에서 급격하게 노화가 진행된다면 외모 변화는 시간문제다.

최근에 알려진 바로는 동맥경화, 당뇨, 암 등 전 세계 사람들을 괴롭히는 질병들도 그 이면에는 거의 확실히 면역 폭주가 존재한다. 면역 폭주는 심지어 뇌에도 영향을 미쳐 우울증이나 알츠하이머형 치매를 유발하는 것으로 밝혀졌다.

40대부터는 다양한 측면에서 책임이 커진다. 직장 업무, 육아, 부모 간병 등 할일이 늘어나면서 자신을 위한 시간이 줄어든다. 그에 따른 정신적 스트레스가 쌓여 몸에도 부담이 된다. 하지만 앞에서 언급했듯이 이 시기야말로 면역 시스템이 무너지기 시작하면서 가속 노화가 조용히 진행되는, 가장 주의해야 할 때다. 완만하고 자연스러운 노화로 이어질지, 아니면 절벽에서 떨어지듯 2배속으로 노화가 진행될지 40대가 큰 갈림길이 된다.

흔히 '마의 20년'이라 불리는 40~60세를 잘 넘기는 것이 중요하다. 정년이 되면 대체로 시간적인 여유가 생겨서 건강을 관리하거나 노화를 늦추는 여러 가지 방법을 실천할 수 있겠지만 시작이 늦으면 늦을수록 힘들다. 이 시기에 몸이 쇠약해지고 의욕이 떨어지는 경우가 많아 생활 습관을 바꾸기 어려울 수 있기 때문이다.

물론 언제든지 면역 폭주를 막고 가속으로 진행되는 노화에 제동을 걸 수 있다. 하지만 대책을 마련하는 시점이 빠를수록 효과적이다. 그러기 위해서라도 우선 우리 몸속에서 어떤 일이 일어나고 있는지를 명확히 이해해야 한다.

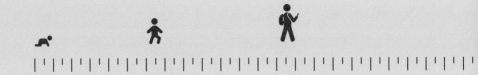

제1장

사람들이 모르는 노화와 면역의 깊은 관계

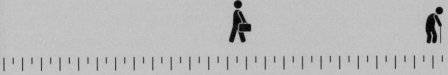

공격 면역과 조절 면역에
좌우되는 몸

앞에서 이야기했듯이 갑자기 피로하고 허약해졌다는 느낌이 들 때, 예상치 못한 질병에 걸리거나 불편함, 통증이 급격히 증가한 사람의 몸에서는 '가속 노화'가 진행되고 있을 가능성이 있다. 이는 일반적인 노화와 달리 체내 환경이 악화되면서 발생하는 '면역 폭주'에서 비롯된다. 이를 설명하기 위해 먼저 면역에 대해 알려지지 않은 면들을 간단히 살펴보자.

우리는 종종 '면역력을 올린다', '면역력을 높인다'라고 말한다. 일상에서 자주 사용하지만 오해를 불러일으킬 수 있는 표현이다. '면역력을 올린다'라고 하면 사람들은 바이러스나 세균을 공격하는 힘을 강화한다고 상상하지 않을까? 하지만 실제로는 그렇지 않다.

이런 오해가 퍼진 이유는 면역이 다양한 신체 기능과 관련되어 있을 뿐 아니라 최신 연구 결과가 끊임없이 쏟아지는 분야라서 의사조차 모든 정보를 따라가기 어렵기 때문이다. 특정한 하나의 주제를 설명하기 시작하면 그로부터 많은 내용이 파생되기 마련인데, 그 과정에서 설명하는 사람은 어떤 부분을 간과하거나 생략하기 쉽고, 듣는 사람도 간결하게 요약된 정보를 원하게 된다. 이런 경향은 미디어에서 면역에 대해 지나치게 단순화해서 전달하는 과정에서 더욱 심화된다. 그 결과 사람들은 면역을 단편적으로만 이해한 채 더 알려고 하지 않는다.

TV나 잡지 인터뷰를 하면 10월에는 "독감이 유행하는 시기니까 면역력을 높여야겠죠?"라는 질문을, 2월에는 "면역이 과민하게 반응하면 꽃가루 알레르기가 생긴다는데 면역력을 낮춰야 할까요?"라는 질문을 주로 받는다. 그럴 때마다 나는 "10월과 2월로 나눠서 생각하는 것은 잘못된 일입니다. 먼저 면역이 어떻게 작용하는지부터 알아야 해요."라고 강조한다. 하지만 이미 면역에 대한 고정관념이 있어서인지 근본적인 내용까지 전하기는 쉽지 않다. 면역의 중요한 기능을 사람들이 아직 충분히 인식하지 못하고 있다는 점만 통감할 뿐이다.

아마도 많은 사람에게 면역은 주로 '우리 몸속에 침입한 외부의 적을 공격하는 힘'으로만 인식되는 듯하다. 물론 바이러스 등이 우리 몸에서 위협적인 기세로 확산될 때 공격력을 높이는 것은 중요하다. 하지만 가속 노화 상태인 몸에서 더 중요한 것은 면역을 조절하는 능력이다.

면역은 공격 역할과 조절 역할로 이루어진다

면역은 외부의 적을 파괴하는 '공격 역할' 외에 그 파괴 활동을 적절하게 제한하는 '조절 역할'도 한다. 우리 몸에서 면역이라는 시스템을 지탱하는 것은 주로 혈액 속 백혈구다. 백혈구도 여러 종류가 있지만 역할에 따라 크게 공격 역할과 조절 역할 두 가지로 나눌 수 있다.

사실 면역의 중요한 일, 즉 세균과 바이러스를 공격하는 일은 공격 역할만으로는 완벽하게 해낼 수 없다. 공격 역할은 외부 침입자를 파괴한 후에도 공격을 멈추지 못하기 때문이다. 그들은 면역의 조절 역할이 나타나서 '공격 중지' 신호를 보낼 때까지 투쟁하는 전사라고 할 수 있다.

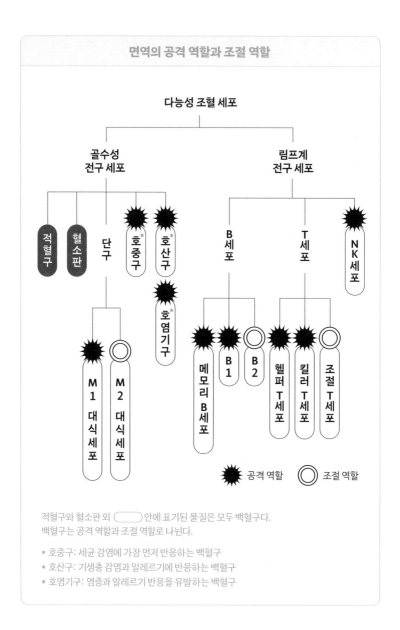

면역의 공격 역할과 조절 역할

다능성 조혈 세포

골수성 전구 세포

림프계 전구 세포

적혈구 · 혈소판 · 단구 · 호중구* · 호산구*

B세포 · T세포 · NK세포

호염기구*

M1 대식세포 · M2 대식세포

메모리 B세포 · B1 · B2 · 헬퍼 T세포 · 킬러 T세포 · 조절 T세포

★ 공격 역할   ⊚ 조절 역할

적혈구와 혈소판 외 ⊂⊃ 안에 표기된 물질은 모두 백혈구다.
백혈구는 공격 역할과 조절 역할로 나뉜다.

* 호중구: 세균 감염에 가장 먼저 반응하는 백혈구
* 호산구: 기생충 감염과 알레르기에 반응하는 백혈구
* 호염기구: 염증과 알레르기 반응을 유발하는 백혈구

상처가 낫는 동안 활약하는
두 가지 면역

면역의 두 가지 역할을 찰과상이 생겼을 때를 예로 들어 살펴보자.

피부에 상처가 생기면 피가 난다. 때로는 상처 부위가 붉어지고 부어오르거나 열이 나기도 한다. 하지만 일정한 시간이 지나면 깨끗하게 낫는다. 상처가 완전히 나은 후에는 어디를 다쳤는지조차 알 수 없게 된다. 이런 과정을 보면서 우리는 인체의 신비로움을 느낀다.

찰과상의 경우 상처를 통해 외부 침입자인 세균이 몸속으로 들어올 수 있기 때문에 면역 체계가 즉시 반응한다. 공격 역할을 하는 면역 세포들(이하 '공격 면역')이 상처 주변에 모여 외부 침입자뿐만 아니라 상처를 입을 때 손상된 세포들도 파괴하기 시작한다. 이때 공격 면역은 작업을 신속하게 끝내기 위해 동료들을 불러 모으는 신호(저분자 단백질)를 보내는데, 이는 '위험'을 알리는 일종의 경계경보와 같다. 의학적으로 이 신호를 '염증성 사이토카인'inflammatory cytokine이라고 부른다. 우리는 이 과정에서 통증을 느끼게 된다.

염증성 사이토카인은 면역 반응을 촉진하고 염증을 유도하는 신호 물질이다. 감염, 조직 손상, 기타 자극에 신속하게 반응해 염증을 일으켜서 병원체를 제거한다.

이렇게 체내에서 어떤 문제가 발생했을 때 그에 대한 면역 체계의 반응을 '염증炎症'이라고 한다. 염증은 글자 그대로 몸속에서 국소적으로 불이 붙은 상태, 즉 화재가 일어난 것과 같다.

외부 침입자를 물리친 공격 면역은 때때로 외부 침입자와 함께 사멸하기도 한다. 외부 침입자를 성공적으로 제거한 후에는 조절 역할을 하는 면역 세포들(이하 '조절 면역')이 나타나 '공격 중지' 신호를 보낸다. 이것은 의학적으로 '항염증성 사이토카인'이라고 부른다. 말 그대로 염증에 대항하는 신호다.

그 후 조절 면역은 죽은 외부 침입자, 죽은 면역 세포, 손상된 세포 등을 모아서 청소한다. '고름'을 통해 이들을 체외로 배출시키거나 혈액 속으로 운반해서 분해 또는 정화하기도 한다. 혈액은 몸속에서 상하수도처럼 산소 등 세포에 필요한 물질을 운반하는 동시에 몸속을 깨끗하게 청소한다.

면역 체계 절차가 이렇게 번거로운 것은 항상 체내에 들어온 자극에 재빨리 반응해야 하기 때문이다. 외부의 적이 체내에 퍼질 시간을 주지 않기 위해 속도를 다퉈야 하므로 이 과정에서 공격이 다소 과격해질 수 있다. 그래서 공격 면역의 이런 과도한 행동에 제동을 거는 조절 면역이 필요한 것이다.

또한 질병을 앓고 있어도 통증이 생길 수 있다. 통증이 있다는 것은 염증이 생겼다는 신호이며, 이는 인체의 훌륭한 방어 메커니즘 중 하나다. '문제가 발생했다'라고 우리가 인식할 수 있게 경고해 주는 것이다. 질병까지는 아니더라도 어깨나 등이 결리면 피로감이나 통증이 생긴다. 이런 증상도 '혈류가 정체되어 영양분이 제대로 전달되지 않으니 어떻게 좀 해 줘!'라고 몸이 보내는 신호일 수 있다.

공격과 조절 면역 세포는 혈류를 타고 체내 모든 문제에 대응한다. 흔히 '체온이 올라가면 면역력이 상승한다'라고 하는데, 체온이 높아지면 혈액 순환이 잘돼 면역 세포들이 혈류를 타고 온몸 구석구석을 돌아다니며 문제를 바로 발견하고 대처할 수 있기 때문이다. 이런 반응은 림프구 증가 등으로 확인할 수 있다.

가속 노화를 막는 구세주
'조절 T세포'

공격 면역을 멈추고 몸속을 청소하는 것이 조절 면역이라고 했는데, '별거 아니네'라고 생각할 수도 있다. 의학계에서도 오랫동안 그다지 중요하게 여기지 않았지만 최근 들어 면역에서 조절 역할이 매우 중요하다는 사실이 알려지기 시작했다.

면역 세포의 조절 기능이 제대로 이루어지지 않으면 자가면역질환이 발생할 수 있다. 아베 전 일본 총리가 겪었던 궤양성 대장염이나 일본의 대표적인 엔카 가수 야시로 아키八代 亜紀가 앓았던 교원병(결합조직질환connective tissue disorder, CTD으로 자가면역질환의 일종) 등 자가면역질환 환자가 계속 증가하면서 면역 세포의 조절 역할이 더 중요하게 인식되고 있다.

사실 면역 세포의 기능을 비율로 살펴보면 조절 면역은 약 10퍼센트에 불과하고 나머지 90퍼센트는 공격 면역이다. 조절 면역은 압도적으로 적지만 이 기능이 없으면 우리 몸은 브레이크가 고장 난 차와 같다. 우리 몸에서 조절 면역이 제대로 기능하는지 여부는 당연히 우리 몸의 노화 속도와 연관되어 있다.

조절 면역의 중심 존재는 '조절 T세포'regulatory T cells, Tregs다. 이들은 백혈구 중 림프구에 속하며 그중에서도 T세포로 분류된다(백혈구란 우리 몸의 면역계 세포 전체를 말하며 대표적으로 림프구, 호중구, 대식 세포가 있다. 림프구에는 T세포, B세포, NK세포가 있다.— 옮긴이). T세포는 여러 유형으로 나뉘는데 그중 하나가 조절 T세포다. 다른 T세포들은 공격 역할을 맡는 반면 조절 T세포는 면역 반응을 억제하는 조금 특별한 역할을 해서 의학계에서도 상대적으로 늦게 발견되었다.

조절 T세포가 처음 발견된 건 지금으로부터 약 30년 전인 1995년이다. 현재 오사카대학교 특임 교수로 재직 중인 면역학자 사카구치 시몬坂口志文이 류머티즘 같은 자가면역질환의 원인을 규명하기 위한 연구를 하다 조절 T세포를 처음으로 발견했다.

여성에게 많이 발병하는 류머티즘과 교원병은 공격 면역 세포가 정상 세포를 적으로 오인해 공격함으로써 발생한다. 꽃가루 알레르기 같은 알레르기 질환도 면역 세포가 꽃가루를 외부 침입자로 잘못

조절 T세포의 역할

① 공격 면역에 제동을 건다

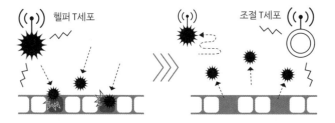

공격 역할인 헬퍼 T세포의 지시로
공격 면역이 적을 파괴한다.

조절 역할인 조절 T세포의 지시로
공격 면역이 공격을 멈춘다.

② 몸속 노폐물을 치운다

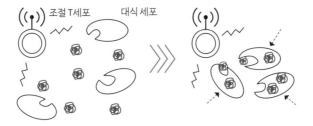

조절 T세포가 몸속 노폐물을
치우라고 지시한다.

조절 역할인 대식 세포가
열심히 먹어 치운다.

 공격 역할    조절 역할    몸속 노폐물

인식해 공격해서 발생한다. 다시 말해 꽃가루 알레르기와 류머티즘은 조절 T세포를 비롯한 조절 면역 세포들이 제대로 기능하지 않아 발생하는 문제라고 할 수 있다.

당뇨병과 동맥경화가 급속히 악화되는 이유

신종 코로나 바이러스 감염증은 처음에는 젊은이나 당뇨병 등의 기저 질환이 없는 사람들에게는 중증화될 가능성이 낮다고 알려졌다. 하지만 그런 사람들 중에서도 병세가 위중해지거나 안타깝게도 사망에 이른 사례가 있었는데, 그들의 몸에서는 염증성 사이토카인이 과도하게 분비되는 '사이토카인 폭풍'이 일어났다는 보고가 다수 있었다. 초기에는 수수께끼로 남아 있었지만 점차 사이토카인 폭풍이 일어난 사람의 체내에는 면역 조절 역할을 하는 세포가 적다는 사실이 밝혀졌다.

조절 T세포 외에도 가속 노화와 질병으로부터 우리 몸을 보호하는 데 중요한 역할을 수행하는 다양한 세포가 있다.

먼저 B세포의 일종인 '조절 B세포'를 살펴보자. 항체를 만드는 B세포의 몇 가지 종류 중 하나가 조절 역할을 한다. 또 외부 침입자 등

이물질을 먹고 소화하는 대식 세포^{macrophage}도 조절 역할을 담당한다. 체내에 들어온 이물질을 열심히 먹어 치우는 대식 세포는 공격 역할의 이미지가 강하지만 공격 역할은 '염증 대식 세포'M1가, 조절 역할은 '조절 대식 세포'M2가 한다.

현재 면역계에서 조절 역할을 수행하는 주요 세포로는 조절 T세포, 조절 B세포, 조절 대식 세포 세 종류로 알려져 있다. 하지만 다른 세포도 조절 역할을 할 가능성이 점차 밝혀지고 있다. 앞에서 언급했듯이 면역 세포 중에서 조절 역할을 하는 세포는 전체 10퍼센트에 불과하다. 체내에 들어온 외부 침입자를 제거하지 않으면 위험하므로 공격 역할 중심으로 이루어진 듯하다.

소수의 조절 역할 세포 중에서도 가속 노화가 진행되는 우리 몸의 구세주 역할을 하는 건 조절 T세포로 조절 T세포를 증가시키는 확실한 방법이 점차 밝혀지고 있다.

단 2주 만에 몸의 절반이
다른 사람이 된다!

면역 세포는 오래된 세포를 제거하고 새로운 세포를 만드는 역할을 한다. 우리 몸을 형성하는 세포는 계속 살아 있는 것이 아니다. 부위에 따라 다르지만 끊임없이 교체된다. 과장해서 말하면 2주 만에 체내 세포의 20~50퍼센트가 교체된다. 나는 강연을 할 때 농담 삼아 "2주가 지나면 몸의 절반은 다른 사람이 되니 2주 후의 약속은 하지 않는 것이 좋아요."라고 말하기도 한다.

이처럼 공격 면역과 조절 면역이 긴밀하게 연계해서 오래된 세포를 정리하면 빈 공간에서 세포분열이 일어나 새로운 세포가 생성된다. 이 일련의 과정을 몸의 '재생 시스템'이라고 한다.

우리 몸에서 세포가 재생되는 과정

① 공격 면역이 노화 세포를 파괴한다

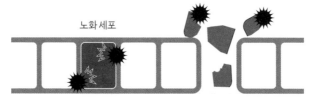

노화 세포

② 조절 면역이 연계해 세포 파편을 치운다

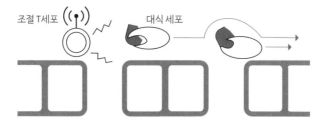

조절 T세포   대식 세포

③ 빈 공간에 새로운 세포가 생긴다

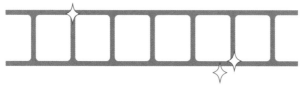

체내에는 정상적인 세포와 노화된 세포가 있다. 공격 면역이 노화 세포를 파괴하면 조절 면역이 연계해 파편을 치우고 빈 공간에 새로운 세포를 만든다.

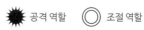

공격 역할   조절 역할

피부, 뇌, 월경 건강도
면역의 '재생 시스템'이 좌우한다

피부의 신진대사인 '턴오버'turnover 과정을 살펴보자. 피부 표면의 오래된 세포가 각질로 떨어져 나가고 안쪽에서 새로운 세포가 생성돼 표면으로 올라오면서 젊음이 유지되는 시스템이다. 이때도 당연히 공격 면역이 오래된 세포를 파괴하고 조절 면역이 청소를 한다.

스킨케어 분야에서 자주 언급되는 랑게르한스Langerhans 세포는 '수지상樹枝狀 세포'라고 불리는 면역 세포의 일종이다. 일반적으로 면역 세포는 혈액 내에만 존재하지만 랑게르한스 세포는 피부와 점막에 존재하며 공격과 조절이라는 두 가지 역할을 모두 한다.

왜 피부와 점막에 면역 세포가 있을까? 피부는 외부 위험에 항상 노출되는 우리 몸의 최전선이다. 위험이 발생하고 나서 면역 세포를 보내서는 침입자를 제때 제거할 수 없다. 그래서 면역 세포가 피부와 점막에 상주하며 외부 위험을 물리치면서도 과잉 반응하지 않도록 조절해 피부 건강을 유지하는 것이다.

우리 몸의 단단한 뼈도 피부처럼 끊임없이 다시 태어난다. '파골 세포'가 오래된 뼈를 파괴하고 '조골 세포'가 새로운 뼈를 형성한다. 파골 세포와 조골 세포는 면역 세포는 아니지만 면역 세포가 이들 세포에 파괴와 재생 지시를 내린다. 뇌에도 미세아교세포microglia라는 면역 담당 세포가 있어서 노화된 세포나 이물질을 제거한 후 조직을 복구한다.

여성의 월경도 비슷한 관점에서 볼 수 있다. 호르몬이 주도하지만 자궁 내막을 벗겨 내서 출혈을 유발하고 다시 내막을 재생하는 것은 면역 세포다. 월경은 자연의 섭리지만 전형적인 '염증'이며 파괴와 재생 과정이라고 할 수 있다. 이 모든 파괴와 재생 과정에서 중요한 역할을 하는 것이 바로 면역이다.

장기 재생도
면역 작용에 달렸다

우리 몸은 약 37조 개 세포가 끊임없이 파괴되고 재생되는 '스크랩 앤드 빌드'Scrap and Build 과정을 반복한다. 전체 세포의 약 60퍼센트가 이 과정에 참여하며 파괴된 세포에서 얻은 물질과 에너지는 새로운 세포 생성에 재활용한다. 우리 몸속에서 지속적인 재활용 시스템이 작동하고 있는 셈이다.

젊음과 건강을 유지하는 것도 공격과 조절이라는 두 가지 핵심 메커니즘의 균형에 의해 이루어진다. 피부는 파괴와 재생을 쉽게 관찰할 수 있는 좋은 예다. 그러나 이는 피부에만 국한되지 않는다. 체내 다른 장기 세포도 대부분 파괴와 재생 과정을 반복한다.

그렇기 때문에 교통사고로 큰 부상을 입어 간이 손상되어도 우리 몸이 원래대로 회복할 수 있는 것이다. 물론 손상 부위와 정도에 따라 얼마나 재생될지는 달라진다. 외과 의사는 신경이 통과하는지, 혈관을 통해 혈액을 확보할 수 있는지 등을 종합적으로 고려해 신중하게 수술을 진행한다. 정도의 차이는 있지만 기본적으로 인체의 세포는 자연적으로 사멸하고, 그 대부분은 재생되어 원래대로 돌아가는 성질을 가지고 있다.

면역은 전신에 작용하는 시스템이기 때문에 설명할수록 점점 더 복잡해질 수 있다. 여기서는 간결하게 가속 노화와 그 주요 원인인 면역 폭주에 초점을 맞춰 이야기했다. 면역은 이처럼 신비롭고 정교한 메커니즘으로 우리 몸을 지켜 주고 있다.

임시방편의 약 의존이
우리 몸을 망가뜨린다

이런 사실들을 하나하나 검증하면서 면역이 우리 몸의 건강과 젊음 유지에 얼마나 중요한 역할을 하고 있는지 깨달았다. 제약회사에서 수십 년간 근무한 내가 지금까지 약 이야기를 전혀 하지 않고 모든 사람의 몸속에 있는 면역 세포 이야기만 한 데는 이유가 있다. 의료의 미래를 책임지는 것은 폭발적으로 확산된 대증 요법적 약이 아니라 면역이라고 확신하기 때문이다.

'암 치료제의 부작용이 암(악성 종양)'이라는 농담 같은 이야기를 알고 있는가? 놀랍게도 처방된 약으로 암에 걸릴 위험이 있다고 표기된 치료제가 실제로 존재한다. 또한 지난 수십 년간 당뇨 관련 약이 계속 증가했는데 환자 수는 그보다 더 급증했다. 꽃가루 알레르기 약을 매년 먹는데 낫기는커녕 다음 해에 더 악화되었다는 이야기도 자주 듣는다.

안타깝게도 최근 증가하고 있는 정신질환자와 고령자에게 처방하는 약물 중에는 그들을 다루기 쉽도록 얌전하게 만들거나, 운동 능력을 떨어뜨리거나, 잠을 재우기 위한 약들이 많이 유통되는 추세다. 근본적인 치료가 이루어지지 않고 있는 것이다.

환자를 치료하고 건강하게 만들기 위해 존재해야 할 약이 때로는 부작용 위험을 수반하면서도 임시방편에 그치기도 한다. 뿐만 아니라 약의 지속적인 사용 자체가 목적은 아닌지 의심스러운 상황도 종종 발생한다. 건강보험 제도를 악용해 불필요한 약을 과다하게 처방하는 경우도 있어 약의 유통량이 폭발적으로 증가했다. 그로 인해 제약회사는 이익을 얻고 있지만 의료비가 계속 증가해 우리의 부담은 늘어나고 있다. 병이 낫기는커녕 부작용으로 쇠약해지는 환자가 계속 늘어나는 현실은 두렵기까지 하다.

의료계에서는 과학적 근거를 중시하며 90퍼센트의 사람에게 효과적인 치료를 환자에게 제공함으로써 놀라운 성과를 거뒀다. 이로 인해 많은 생명을 앗아 가던 감염병을 비롯해 다양한 질병을 억제하는데 성공했다. 그러나 지금은 서양 의학적인 방식으로는 해결할 수 없는 증상이 우리의 몸을 갉아먹고 있다. 이런 병의 전 단계 또는 기저에는 무엇이 있을까? 바로 가속 노화다.

이 상황을 바꿀 유일한 희망은 우리 몸속에서 다양한 역할을 수행하는 면역을 활용하는 것이다. 자신의 몸에서 생성되는 존재를 활용하기 때문에 안전하고 저렴하다. 면역 세포가 체내에서 제대로 활약할 수 있는 환경을 조성해 주기만 하면 면역 세포는 놀라운 힘을 발휘한다. 그렇다! 약간의 변화로도 몸을 크게 변화시킬 수 있다.

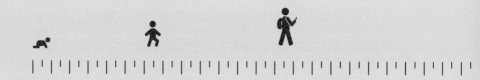

Point

▶ 공격 면역이 쇠약해지고 조절 면역이 감소하면 면역 폭주가 발생한다.

▶ 면역 폭주가 일어나도 우리 몸은 통증을 느끼지 못한다.

▶ 노화, 비만, 혈압과 혈당 이상, 통증 등 모든 것의 이면에 면역 폭주가 있다.

제2장

가속 노화는
왜 일어나는 걸까?

가속 노화를 일으키는
공포의 면역 폭주

"모든 질병의 이면에는 면역 폭주가 있다."

나는 호르몬을 측정하면서 항체를 다루고 다양한 질병의 원인을 연구하던 시기에 이런 깨달음을 얻었다. 이번 장에서는 면역 폭주가 도대체 무엇이며 어떻게 일어나는지 좀 더 자세히 살펴보겠다.

40대부터는 우리 몸이 면역 폭주 상태에 빠지기 쉽다. 공격 면역의 공격력이 저하되고 처리해야 할 대상(체내 노폐물)이 쌓이기 때문이지만 또 다른 중요한 요인이 있다. 우선 다음 세 가지를 보자.

① 공격 면역이 노안이 되고 허약해진다.

② 체내에 노폐물이 쌓여 쓰레기장이 된다.

③ 조절 면역이 줄어들고 약해진다.

　공격 면역이 체내의 불필요한 물질을 파괴하지 못하게 될 뿐만 아니라 조절 면역이 줄어들면서 폭주하는 공격 면역을 막을 수 없게 된다. 면역 세포들이 이렇게 기능 장애에 빠지면 재생 시스템을 가동할 여유가 없어져 노화가 급속히 진행된다.

　이제 이런 현상을 하나씩 살펴보자.

면역 폭주가 일어나는 원인①
공격 면역이 노안이 되고 허약해진다

　나이가 들수록 시력이 저하되고 근력이 약해지는 것처럼 면역 세포도 퇴화한다. 이로 인해 공격 면역은 적과 아군을 구별하는 능력이 떨어져 무차별적으로 공격하게 된다. 강력한 아군이었던 면역 세포가 외부 침입자를 제대로 식별하지 못하고 폭주하는 모습을 상상해보라. 그 위험성을 이해할 수 있을 것이다. 게다가 면역 세포의 노화가 진행됨에 따라 동작이 둔해지고 공격력도 감소하면서 침입자를 효과적으로 제거하기 어려워진다.

공격 면역은 공격 중에 '위험 신호'를 발신해 염증성 사이토카인을 방출한다. 이 신호에 반응해 동료 면역 세포들이 모여든다. 외부 침입자를 신속하게 제거해야 하는 상황에서 신호에 반응하는 자체는 잘못된 것이 아니다. 그러나 노화된 면역 세포는 공격 대상을 효율적으로 제거하지 못하고 염증성 사이토카인을 지속적으로 과잉 방출한다. 그러면 공격 면역은 끊임없이 활성화된 상태를 유지하게 되어 피로해진다.

이렇게 다수의 공격 면역이 정상 세포까지 손상시키고, 결과적으로 체내에서는 바이러스와 세균에 대한 '불충분한 파괴'와 정상 세포에 대한 '과도한 파괴'가 동시에 진행된다.

면역 폭주가 일어나는 원인②
체내가 쓰레기장이 된다

면역 체계의 공격 대상에는 세균과 바이러스 같은 외부 침입자뿐만 아니라 손상되거나 노화된 세포도 포함된다. 활성산소, 암세포, 비만한 지방 세포 등도 그 대상이다. 활성산소는 일반적으로 부정적인 이미지를 가지고 있지만 우리 몸에서 중요한 역할을 한다. 예를 들어 우리가 소화한 음식을 체내에 흡수하는 대사 과정과 면역 세포가 외부 침입자를 제거하는 과정에서 활성산소는 필수적인 요소다. 그러나 활성산소에 파괴 능력이 있다는 것은 정상적인 세포도 손상시킬 수 있다는 뜻이다. 활성산소가 과도하게 증가하면 긍정적인 효과보다 체내 손상이 더 클 수 있다. 면역 체계는 이런 상황에서 체내 곳곳에 생긴 '처치 곤란한 것들'을 공격한다. 쉽게 말해 체내의 모든 노폐물이 면역 체계의 공격 대상이다.

40대 이후에는 체내 노폐물이 급속히 증가한다. 일단 면역 체계의 공격력이 떨어져 외부의 병원체가 몸속으로 쉽게 들어온다. 이 연령대는 스트레스를 많이 받는 경향이 있다. 게다가 직장인들은 잦은 회식이나 운동 부족으로 체내에 지방이 쌓이기 쉽다. 당연히 비만한 지방 세포도 늘어난다. 또한 흡연을 하면 활성산소가 증가한다. 활성산소는 세포와 혈관을 손상시키고 그로 인해 암세포가 발생할 수 있다. 이런 식으로 체내에 노폐물이 점점 늘어난다.

왜 공격 면역은
적이 아닌 세포에도 반응할까?

이런 의문이 생길 것이다. 지나치게 비대해진 지방 세포나 암세포는 외부 침입자가 아니라 원래 자신의 세포다. 그런데도 공격 면역의 표적이 되는 이유는 무엇일까?

인류는 수만 년 동안 굶주림의 위기에 처해 왔기 때문에 지방이라는 저장고에 여분의 에너지를 축적하려는 습성이 있다. 이런 생리적 반응은 그 자체로 이치에 맞지만 지금 우리는 언제 어디서나 원하는 만큼 음식을 먹을 수 있는 시대에 살고 있다. 하루에 한두 끼 변변치 않은 음식으로 끼니를 때우며 굶주림을 견디던 시대에 맞게 설계된 인체가 요즘처럼 지방을 가득 축적하는 상황은 전혀 예상하지 못했던 일이다. 그래서 면역 체계가 지나치게 비대해진 지방 세포를 공격하지는 않지만 '비정상이다!'라고 경고 신호를 보내는 것이다.

암세포는 정상 세포라면 내보내지 않을 물질을 세포 표면에 내보낸다. 그래서 면역 체계는 이것도 '비정상이다!'라고 판단해 공격한다. 참고로 건강한 사람의 몸에서도 하루에 5,000여 개의 암세포가 생기지만 즉시 발병하지 않는 이유는 면역 세포가 매일 암세포를 파괴하고 처리하기 때문이다. 그 밖에 농약이나 합성 세제에 포함된 화학물질도 인류 역사에 등장한 지 100년에 불과한 '이물질'이므로 공격 대상이 된다.

이런 이물질들은 젊을 때부터 반복적으로 몸속에서 생기거나 흡수돼 왔지만 당시에는 세포가 전반적으로 신선하고 면역 시스템과 면역 세포들도 건강했기 때문에 이겨 낼 수 있었다. 그러나 40대 이후에는 상황이 달라진다. 수년에 걸쳐 축적된 대량의 노폐물과 공격 면역이 파괴하지 못해 남겨진 노폐물, 실수로 파괴한 정상 세포들까지 모두 공격 면역의 처리 대상이 된다. 체내에 위험한 것이 있음을 나타내는 염증성 사이토카인이 계속 분비되면서 공격 면역은 결국 과부하 상태에 빠지고 만다.

면역 폭주가 일어나는 원인③
조절 면역이 줄어들고 약해진다

이렇게 되면 의지할 곳은 조절 면역뿐인데 원래 수가 적은 조절 면역은 40대 이후에 더 줄어든다. 공격 면역은 인체 시스템상 반드시 생성되는 반면 조절 면역은 세균이나 다양한 음식 등 여러 가지 자연물에 접촉함으로써 생성되거나 가동하도록 설정되어 있기 때문이다. 따라서 과도한 살균·소독과 편중된 식생활로 외부 세균이나 자연물과 접촉할 기회가 적어지면 조절 면역도 점점 줄어든다.

조절 면역은 원래 전체 면역의 약 10퍼센트에 불과한데 점점 줄어 8~9퍼센트가 되면서 극히 적은 수만이 존재하게 된다. '그래도 있으면 기능을 하지 않을까?'라고 생각할 수 있지만 그들이 반응하려 해도 '역치'閾値라는 것이 있다. 역치란 생물체가 자극에 대한 반응을 일으키는 데 필요한 최소한의 자극 세기를 나타내는 수치다. 이 값이

① 공격 면역이 노안이 되고 허약해진다

잘못 판단해서 정상 세포를 공격한다.

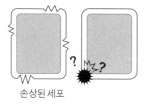

손상된 세포

허약해져서 파괴하지 못한다.

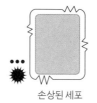

손상된 세포

② 몸속이 쓰레기장이 된다

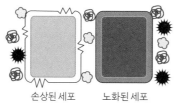

손상된 세포   노화된 세포

손상된 세포와
비정상적인 단백질 등이
과도하게 증가하면
공격 면역이 대응하지 못한다.

③ 조절 면역이 줄어들고 약해진다

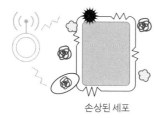

손상된 세포

조절 면역의 수가 감소하면
대식 세포와 그 밖의 면역 세포에
지시하는 힘이 약해진다.

 공격 역할   ◯ 조절 역할   몸속 노폐물   유리지방산

너무 낮아지면 반응이 일어나지 않을 수 있다. 예를 들어 페트병에 담긴 물에 소금을 한 알 넣으면 짠맛을 느끼지 못하지만 소금 양을 늘리면 어느 순간부터 짠맛이 느껴진다. 이때가 미각의 역치다. 이와 마찬가지로 조절 면역이 제대로 기능하려면 일정한 양이 필요하다.

이처럼 우리 몸속에서는 공격력이 떨어져 외부 침입자를 제대로 물리치지 못하고, 시력과 판단력 또한 저하돼 정상 세포까지 파괴하는 비효율적이고 무분별한 공격 면역이 주를 이루게 된다. 조절 면역은 수적으로도 열세인 데다 쇠약해져서 아무런 대응을 하지 못한다. 그야말로 지옥 같은 상황이 전개된다. 이것이 바로 가속 노화의 방아쇠가 되는 '면역 폭주'다.

공격 면역도 조절 면역도 되는
다능성 조혈 세포

공격 면역과 조절 면역이 태어날 때부터 정해진다고 생각할 수 있지만 사실은 그렇지 않다. 34쪽 '면역의 공격 역할과 조절 역할' 그림에서 볼 수 있듯이 대부분의 면역 세포는 '다능성 조혈 세포'다. 혈액 내에서 어떤 세포로도 될 수 있으며 주변 환경과 상황에 맞춰 필요한 면역 기능을 한다. 공격 면역이 될지 조절 면역이 될지는 체내 환경에 따라 결정된다. 이런 메커니즘을 생물학적으로는 '후성 유전학'epigenetics이라고 한다.

혈액 세포뿐 아니라 인간의 모든 세포는 이런 특성을 지녔다. 처음에는 수정란 상태의 '배아 줄기세포'로 시작되는데, 이 세포는 모든 조직의 세포가 될 가능성을 지니고 있다. 하지만 어느 단계부터 하나는 눈이 되고 하나는 귀가 되는 식으로 세분화한다. 눈이나 귀 등 특정 세포가 되면 그 후에는 다른 종류의 세포로 변하지 않는다.

다만 면역 세포는 특정한 상황에 따라 역할이 결정되기 때문에 직전까지 무엇이 될지 알 수 없다. 이런 메커니즘 역시 면역 세포가 이물질을 만났을 때, 즉 주변 상황에 적절하게 움직일 수 있도록 하기 위한 것이다. 더욱이 다양한 물질과의 접촉을 통해 생성되거나 활성화되는 조절 면역은 후성 유전학적 특성이 더욱 강하다고 할 수 있다.

통증 없는
면역 폭주가 무서운 이유

면역 폭주의 가장 무서운 점은 몸속에서 면역 폭주가 일어나도 우리가 전혀 통증을 느끼지 못한다는 것이다. 몸에 염증이 생기면 위험한 물질이 있음을 알려 주는 염증성 사이토카인이 분비되고, 우리는 이를 통증으로 인식한다.

결림으로 인한 울혈을 포함해 우리 몸에 어떤 문제가 생기면 몸은 기본적으로 통증을 통해 경고한다. 그런데 면역 폭주가 일어나도 우리는 전혀 아프지 않다. 미약한 공격을 계속하기 때문에 아무리 염증성 사이토카인이 분비돼도 몸이 인식하지 못한다. 염증의 존재는 혈액 검사를 통해 확인할 수 있지만 면역 폭주는 일반적인 혈액 검사로는 확인되지 않으니 의사도 발견하기 어렵다.

염증은 몸에 화재가 발생한 것이라면 면역 폭주는 아주 작은 불씨가 생긴 것과 같다. 그래서 감지가 안 된다. 다만 불씨의 수가 너무나 많기 때문에 면역 시스템은 어마어마한 피해를 입는다. 이 상태는 마치 '끓는 물속 개구리'를 떠올리게 한다. 살아 있는 개구리를 갑자기 뜨거운 물에 넣으면 놀라서 뛰쳐나오지만 개구리를 물에 넣어 서서히 가열하면 위험한 줄 모르고 그대로 있다가 죽는다. 식상한 비유지만 몸이 면역 폭주에 잠식되어 가는 상황을 쉽게 상상할 수 있을 것이다.

끝없는 피로의 이면에는 면역 폭주가 있다

각각 세포에서 일어난 면역 폭주는 결국 체내 조직 전체로 퍼져 나간다. 어떤 세포가 손상을 입었지만 공격력이 약해진 공격 면역이 그 세포를 파괴하지 못하고 조절 면역도 기능하지 못해서 청소되지 않은 채 방치된다. 이런 세포들이 늘어나서 면역 폭주가 가속화되면 그 영향이 조직 전체로 퍼져 기능이 저하된다. 노화로 인해 누구에게나 일어나는 일이지만 면역 폭주가 발생하면 가속도가 붙어서 노화가

① 파괴 대상이 너무 많아서 공격 면역이 제대로 대응하지 못한다

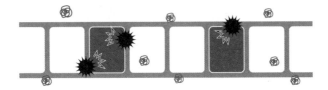

② 파괴가 불충분하게 진행된다

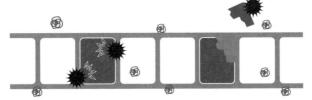

③ 파괴하다 만 세포들이 늘어나 조직이 타격을 입는다

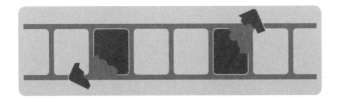

✹ 공격 역할   🌀 몸속 노폐물

급격히 진행된다. 또한 몸에 부담이 가기 때문에 더 쉽게 피로를 느끼게 된다.

의료인과 보육 교사는
감염병에 잘 걸리지 않는다

면역 세포는 외부 침입자가 들어왔을 때 신속하게 반응해 공격하는 팀과 외부 침입자의 정보를 기억해 항체를 만들고 그 무기로 싸우는 팀으로 구성된다. 전자는 '자연 면역'natural immunity, 후자는 '획득 면역'acquired immunity이라고 부른다. 백신은 획득 면역의 메커니즘을 이용한 것으로, 소량의 바이러스를 체내에 투입해 대처 방법을 기억하게 해서 바이러스를 물리치는 무기인 항체를 만들도록 하는 구조다.

기본적으로 한 번 감염병에 걸리면 체내에 항체가 생긴다. 감염병 증상이 없었더라도 나도 모르는 사이에 균이나 바이러스가 체내에 들어와 항체를 갖게 되기도 한다. 매일 환자들과 접촉하는 의사와 간호사, 감기와 같은 감염병에 자주 걸리는 아이들과 많은 시간을 보내는 보육 교사들이 감염병에 잘 걸리지 않는다는 이야기를 들어 본 적이 있을 것이다. 이들은 지속적으로 바이러스 등 외부 침입 자극에 노출된다. 그 결과 최소한의 면역 반응으로 외부 침입자를 효과적으로 억제해 매번 감염되어도 심각한 질병으로 발전하지 않는 능력을 갖추게 되는 것이다.

병원체가 체내에 들어오는 것을 '노출', 그 병원체가 체내에서 증식하는 것을 '감염', 그로 인해 열이나 나른함 등의 증상이 나타나는 것을 '발병'이라고 한다. 몸이 병원체에 노출되어도 체내에서 증식하지 않으면 감염이 아니며 감염되어도 최종적으로 병원체의 세력을 억제할 수 있다면 발병하지 않는다.

병원체에 적당히 노출된 환경은 면역 세포들이 지속적으로 훈련받는 것과 유사하기 때문에 면역 체계가 더욱 강화될 수 있다. 그렇다면 면역 체계 훈련과 면역 폭주의 차이는 무엇일까?

감염병에 걸리면 몸이 힘들다. 그래서 면역에 부담이 된다고 생각하기 쉽지만 그렇지 않다. 한 번의 감염은 면역 폭주와 비교해서 면역 세포들이 싸워야 하는 적의 수가 확연히 다르기 때문이다.

면역 폭주가 일어나면 처음에는 개별 세포에 손상을 입힌다. 인간의 몸에는 약 37조 개의 세포가 존재하는데, 면역 폭주는 이 모든 세포를 공격 대상으로 삼는다. 그렇게 온몸에 퍼질 뿐 아니라 감염병보다 훨씬 오래 면역 세포를 지속적으로 활성화시킨다. 그래서 면역 폭주를 심각하게 다뤄야 하는 것이다.

아침부터 대변의 10배나 되는 세균을 먹고 있다

앞에서도 이야기했듯이 우리 몸속 노폐물이 면역 폭주를 가속화시킨다. 사실 현대인의 대부분은 일상생활에서 체내 노폐물을 크게 늘리고 있다.

구강 세균은 이를 잘 닦는 사람도 1,000억~2,000억 개가 있다고 한다. 잘 닦지 않는 사람은 4,000억~6,000억 개, 거의 닦지 않는 사람은 1조 개에 달한다. 구강 세균이 가장 많아지는 때는 기상 직후다. 수면 중에는 식사나 대화를 하지 않기 때문에 살균 작용이 있는 타액 분비량이 줄어 입안이 쉽게 건조해진다. 게다가 입을 벌리고 자는 경우 구강이 더 건조해져서 타액의 살균 작용이 더욱 저하된다. 그래서 수면 중에 구강 세균이 상당히 증가한다.

아침에 일어났을 때의 타액 1cc에 포함된 세균 수는 무려 대변 1그램에 포함된 세균 수의 약 10배라고 한다. 몰랐으면 모를까, 안다면 이런 상태에서 식사를 하고 싶지는 않을 것이다.

구강 세균 중에서도 특히 무서운 것이 치주 병원균이다. 이 균은 체내에 침입하기 위해 잇몸을 공격하는데, 그로 인해 잇몸이 부어오르면 쉽게 혈관 속으로 들어간다. 공격 면역이 처리해야 할 노폐물이 혈관을 통해 전신에 퍼지는 것이다.

치주 병원균이 만들어 내는 독소에는 인슐린 기능을 억제하고 혈당을 높이는 작용이 있어 당뇨를 유발하기도 한다. 식사할 때 치주 병원균을 삼켜서 장까지 도달하면 장내 환경이 나빠져 면역 세포에도 타격을 입힌다. 수면 중에 입안에서 번식한 치주 병원균을 몸속으로 보내지 않기 위해서라도 양치질은 꼭 아침식사 후가 아닌 전에 하는 것이 좋다.

중년 이후에
배가 고프지 않으면 위험하다

과식과 운동 부족이 건강에 악영향을 미친다는 것은 잘 알려진 사실이지만 면역의 관점에서도 바람직하지 않다. 둘 다 지방 세포를 비대하게 만들기 때문이다.

지방 세포가 커지면 포화지방산이 방출되어 염증성 사이토카인 생성을 촉진한다. 동시에 대식 세포가 지방 조직으로 침투해 염증 신호를 더욱 증폭시킨다. 그 자극을 받아 지방 세포에서 유리지방산이 방출되고, 이것이 혈액을 타고 순환하며 전신으로 퍼져 나간다. 비대해진 지방 세포, 포화지방산, 유리지방산 모두 공격 면역의 표적이다. 또 운동 부족은 혈액 순환을 저하시켜 면역 세포들이 활동하기 어려워지는 측면도 있다.

　40대 이후에는 에너지 소비가 줄어들기 때문에 젊을 때와 비교해서 먹는 양이나 횟수를 줄여도 문제가 없는 경우가 많다. 그러나 에너지 소비가 줄었다는 걸 실감하지 못하는 사람들은 의식적으로 조심해야 한다. 면역 폭주로 인해 렙틴^{leptin}(식욕을 억제하는 호르몬)과 그렐린^{ghrelin}(식욕을 증가시키는 호르몬) 등 식욕을 조절하는 호르몬 분비에 이상이 생겼을 가능성이 있다.

유해한 활성산소는 왜 체내에 과다하게 남을까?

　농약, 합성 보존료, 합성 착색료, 합성 세제, 수입 쇠고기에 투입되는 합성 비육 호르몬제에 포함된 화학물질도 면역 세포에게 '낯선 이물질'이자 제거해야 할 노폐물이다. 원래 음식도 이물질이었지만 인간을 비롯한 많은 생물은 긴 역사 속에서 음식을 먹고 유해하지 않다고 판단하면서 살아남았다. 그 과정에서 여러 가지 음식을 쉽게 소화할 수 있는 다양한 소화 효소를 갖추게 되었다. 소화 효소는 인류가 목숨을 걸고 음식을 체내에 받아들여 온 과정의 결정체라고 할 수 있다. 이처럼 몸에 유해하지 않다고 판단된 이물질을 공격하지 않도록 조절 면역이 작동하고 있으며, 이 메커니즘을 '면역 관용'immune tolerance이라고 한다.

화학물질은 우리 몸이 오랜 진화 과정에서 접하지 못했던 완전히 새로운 이물질이며 본질적으로 해로운 성질을 갖고 있다. 우리 몸에는 화학물질을 분해할 수 있는 소화 효소도 없다. 면역 세포가 어떻게 대처해야 할지 모르는 이물질에 대해서는 활성산소가 작동하는데, 그 과정에서 체내가 활성산소로 가득 차게 되고 결국 체내 노폐물이 급증한다.

화학물질은 소화기관을 통해 흡수된 다음, 혈액에 의해 간으로 운반되어 분해 과정을 거쳐 소변으로 배설되거나 대식 세포에 의해 처리되기도 한다. 하지만 여전히 골치 아픈 존재라는 점에는 변함이 없다.

이 밖에 담배 연기, 자외선, 대기 오염, 스트레스 등도 활성산소를 생성한다. 최근 생태계에서도 문제가 되고 있는 미세 플라스틱이 인체에 흡수되면 면역 세포가 이를 포획하면서 면역 체계의 기능 장애를 유발할 수 있다는 점이 밝혀졌다. 현대인의 생활 환경에는 면역 폭주를 일으킬 수 있는 체내 노폐물이 생각보다 많다.

음식이라는 정체불명의 이물질을
몸속에 넣는 행위의 위험성

우리 몸의 면역 세포 중 70퍼센트가 집중되어 있는 장腸은 '최대의 면역기관'이라고도 불린다. 겨우 몇 킬로그램에 불과한 장에 왜 이렇게 많은 면역 세포가 모여 있을까? 음식이라는 '우리 몸 밖에 있는 정체불명의 이물질'을 몸속으로 받아들일 수 있는 유일한 기관이기 때문이다.

장 내부를 '체외體外'로 인식하는 사람은 별로 없을 것이다. 일단 입에서 시작해 항문으로 끝나는 소화기관을 하나의 긴 관으로 생각해보자. 이 관은 외부 환경과 직접 연결되어 있다. 음식이 입을 통해 몸속으로 들어와 이 관을 따라 이동한 후 항문을 통해 배출된다. 이런 관점에서 보면 소화기관의 내부는 우리 몸의 외부와 연속된 공간이라고 할 수 있다. 그래서 '체외'로 간주하기도 한다.

음식은 입, 식도, 위를 통과하지만 소화·흡수는 대부분 장에서 이루어진다. 생존에 필수적인 음식도 '체외의 것'을 먹는 이상 외부 침입자, 즉 병원균을 함께 섭취할 위험이 전혀 없진 않다. 장은 소화·흡수한 것을 혈액에 집어넣어 온몸으로 보내는 기관이므로 일종의 검문소와 같다. 그래서 외부 침입자를 신속하게 감지하고 공격하는 면역 세포가 집중적으로 모여 있다.

이것이 건강한 상태의 장이지만 유해균이 우세해져 장내 환경이 악화되면 상황이 달라진다. 장 표면에 있는 점막이 손상되고 세포와 세포 사이에 '틈'이 생기기 시작한다. 마치 검문소가 뚫린 것과 같은 매우 위험한 상태로 '장 누수 증후군'leaky gut syndrome이라고 한다. 이 상태가 되면 병원균 등 외부 침입자가 몸속으로 들어와 처리해야 할 노폐물이 급증한다.

그렇다면 어떤 식생활이 장내 환경을 악화시킬까? 가장 먼저 꼽을 수 있는 것은 고기와 기름진 음식의 과다 섭취, 식이섬유 섭취 부족, 과도한 알코올 섭취다. 가슴이 뜨끔하신 분도 많을 것 같은데, 이런 식생활 습관이 지속되면 체내에 노폐물이 증가해 면역 세포가 할 일이 늘어나면서 면역 폭주를 가속화시킨다. 물론 이런 식생활을 완전히 피하기는 어렵고 지나치게 참으면 스트레스를 받아 오히려 신체 기능이 떨어질 수도 있다. 빠른 노화와 스트레스를 저울질하며 적절히 조절해야 할 것이다.

체내 노폐물이
또 다른 노폐물을 만든다

몸에 불필요한 것들이 넘쳐 나면서 마치 쓰레기장처럼 변한 체내에 서는 2차, 3차 재해라고 할 수 있는 더 심각한 일들이 발생한다.

1. 에너지를 생성하는 중요한 기관인
미토콘드리아가 파열된다

체내 노폐물은 면역 세포뿐만 아니라 일반 세포와 세포 내 기관에 도 부담을 준다. 그중에서도 특히 영향을 받는 것이 미토콘드리아다.

미토콘드리아는 당과 지방을 사용해 세포의 활동 에너지인 아데노신 삼인산adenosine triphosphate, ATP을 생성하는데, 이 에너지는 면역 세포의 활동에도 이용된다. 미토콘드리아는 에너지를 생성하는 과정에서 활성산소를 만들어 내지만 이때 생성된 활성산소는 체내 노폐물을 제거하는 데에도 사용된다. 미토콘드리아는 면역 세포를 도우면서 세포의 전반적인 활동을 지원하는 중요한 존재다. 그러나 주위에 활성산소 같은 노폐물이 지나치게 많아지면 미토콘드리아는 스트레스를 견디지 못하고 파열된다. 파열되는 수가 많아질수록 당과 지방을 소비하는 능력이 저하돼 비만으로 이어진다.

2. 에너지원을 잃은 세포가 지쳐서 일을 포기한다

미토콘드리아는 하나의 세포 내에 수십 개에서 수천 개가 존재하지만 그동안 에너지를 공급해 주던 미토콘드리아가 파열되기 시작하면 세포도 쉽게 지치게 된다. 그러면 세포가 맡고 있는 다양한 작업의 질에도 영향을 미친다.

예를 들어 어떤 세포가 곧은 형태의 단백질을 만드는 일을 맡고 있다고 가정해 보자. 이 단백질은 비교적 복잡한 과정을 거쳐야 곧게 퍼진다. 세포가 정상적인 상태라면 아무리 번거롭고 손이 많이 가는 작업이라도 단백질을 하나하나 정성껏 곧게 펴서 외부로 출하한다. 하지만 미토콘드리아가 감소하고 에너지가 부족해지면 세포가 지쳐 버린다. 지친 세포는 '아, 귀찮아! 그냥 이대로 두자' 하는 식으로 일을 소홀히 하기 시작한다. 단백질을 구부러진 채로 출하하는 불량품 공장이 되는 것이다.

이렇게 되면 이후의 공정이 중단된다. 일반적으로 각 단백질에는 그에 맞는 효소가 있으며 효소에 의해 분해되지만 구부러진 단백질이 나타나면 '아니, 이건 어떤 효소가 취급해야 하지?' 하고 혼란에 빠지는 것이다.

3. 뇌에 노폐물이 쌓여
치매를 일으킨다

구부러진 단백질, 즉 불량품은 우리 몸속에서 노폐물과 같다. 분해되지 않아 쓸모도 없고 그저 쌓여만 가다 큰 덩어리가 된다. 이런 상태에서는 공격 면역도 제대로 작동하지 못한다. 특히 노화가 진행된 공격 면역으로는 더욱 대응하기 어렵다.

단백질은 본래 물에 녹는 성질이 있지만 열을 가하면 우글우글하게 굳어 버린다. 날달걀은 물에 풀어지지만 열을 가해 볶으면 굳어서 녹지 않는 것을 생각하면 된다. 이 상태가 되면 우리 몸속에서 부서지지 않고 점점 축적된다.

전형적인 예가 알츠하이머형 치매의 원인인 베타 아밀로이드beta-amyloid라는 단백질이다. 베타 아밀로이드는 건강한 사람의 뇌에도 존재하지만 알츠하이머 환자의 뇌혈관에는 서로 붙어서 덩어리가 된 '아밀로이드반'amyloid plaque(또는 노인 반)이 축적된다. 뇌 안에 볶은 달걀이 단단하게 뭉쳐서 거대해진 것처럼 많은 물질이 쌓인 상태가 알츠하이머형 치매라고 생각하면 된다.

4. 지친 세포 자신도
노폐물이 된다

지친 세포는 불량 단백질이라는 노폐물을 만들 뿐 아니라 자신도 기능을 잃고 노폐물이 된다. 열심히 일하던 세포도 환경이 나빠지면 이런 상태에 빠질 수 있다. 나이가 들면서 세포도 분열 속도가 떨어지는 등 노화가 진행되는데 이런 주변 환경이 겹치면 노화가 가속화된다.

노화된 세포는 염증성 사이토카인과 '성장인자'growth factor를 분비한

몸속 노폐물을 급증시키는 노화 세포

① 노화된 세포가 노폐물을 방출한다

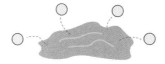

② 면역이 노화 세포를 파괴 및 제거한다

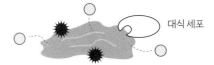

대식 세포

③ 공격 면역이 약해지면 노폐물이 급증한다

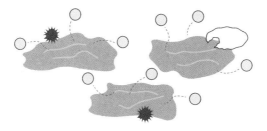

공격 역할　　　○ 노폐물

다. 성장인자는 노화 세포를 생존시키고 염증을 촉진하는 물질이다. 마치 부패한 냄새와 같아서 의학적으로는 '세포 노화 관련 분비 표현형'senescence-associated secretory phenotype, SASP 이라고 한다. SASP가 주변 세포까지 점점 노화시키는 과정은 상자 안의 썩은 귤 하나 때문에 다른 귤까지 점차 부패되는 현상과 비슷하다.

5. 폭주한 면역은
온몸을 돌아다닌다

체내 노폐물과 노폐물이 만들어 낸 새로운 노폐물로 인해 체내에서는 염증성 사이토카인이 계속 분비된다. 이제 몸 곳곳에서 면역 폭주라는 지옥 같은 상황이 펼쳐지는 것이다.

더욱 무서운 것은 폭주한 면역이 온몸을 자유롭게 돌아다닌다는 점이다. 혈관이라는 전신 네트워크를 통해 원하는 곳으로 마음대로 이동하면서 가는 곳마다 새로운 면역 폭주를 일으킨다. 놀랍게도 뇌 또한 예외가 아니다.

뇌라는 중추부 바로 앞에는 '혈액-뇌 장벽'blood-brain barrier 이라는 보호막이 있어서 세균이나 독소 같은 이물질이 뇌로 침투하지 못하게 막는다. '뇌 장벽'이라고 하면 뇌와 혈관 사이에 장벽이 존재한다고 생각하기 쉽지만 실제로는 그렇지 않다. 뇌 속에는 신경과 혈관이 긴밀하게 얽혀 있는데, 신경과 혈관의 접촉면이 장벽 역할을 한다. 이 접촉면이 혈관에서 신경을 통해 뇌로 불필요한 물질이 들어가지 못하게 막는다. 과거에 의학계에서는 산소처럼 생명 유지에 필요한 영양분만 혈관에서 신경으로 전달되고 그 외 모든 물질은 차단된다고 여겼다. 그러나 최근 연구에서 면역 폭주 상태가 되면 장벽이 기능을 하지 않는다는 사실이 밝혀졌다. 장벽은 뇌뿐만 아니라 전신에 둘러쳐진 신경과 혈관의 접촉면 모두가 해당된다.

신경은 중요한 부분이기 때문에 필요한 최소한의 물질 외에는 신경계로 통과시키지 않는다. 그러나 면역 폭주 상태에서는 차단 기능이 느슨해져 염증성 사이토카인이 신경계로 침투한다. 몸에서 발생한 면역 폭주가 뇌에까지 영향을 미치는 것이다. 이는 매우 무서운 이야기다. 이제 이런 사례도 포함해서 면역 폭주가 우리 몸에서 일으키는 질병을 살펴보자.

면역 폭주가 일으키는
다양한 증상과 질병

면역 폭주가 일어나도 우리 몸은 아무런 통증을 느끼지 못한다. 그래서 등 뒤에서 적이 조용히 다가와 갑자기 공격하듯이 어느 순간 몸에서 다양한 증상이 나타난다. 다음과 같은 증상이 있다면 몸에서 면역 폭주와 가속 노화가 일어나고 있다고 생각하면 된다.

피부 노화

나이가 들면 피부도 자연스럽게 노화되지만 면역 폭주 상태에서는 노화가 더욱 빠르게 진행된다. 염증성 사이토카인이 콜라겐을 분해하는 효소 콜라게나제collagenase의 생성을 촉진하기 때문이다. 콜라게나제가 많이 분비되면 피부가 탄력을 잃어 주름이 생기고 처진다.

면역 폭주 상태에서는 피부에서도 염증성 사이토카인이 계속 분비돼 공격 면역이 집결한다. 그러면 피부에서도 심각한 면역 폭주가 일어나는 악순환이 계속된다. 이로 인해 정상적인 피부 세포에도 손상을 끼쳐 피부 노화가 가속화된다.

오래가는 결림이나 통증

면역 폭주는 어깨, 무릎, 허리, 관절 등의 오래 지속되는 결림이나 통증으로 나타날 수도 있다. 대부분의 경우 혈류가 정체돼 주변 세포가 산소 등의 영양분을 충분히 공급받지 못해서 염증성 사이토카인이 분비되기 때문이다. 즉, 공격 면역이 대응하는 것이다.

나이가 들면 일상적인 신체 활동 기회가 줄어든다. 이로 인해 점차 신체 가동 범위가 제한돼 움직임에 어려움을 겪게 되는 악순환이 시작된다. 물론 초기 단계에는 '움직이지 못하는'이 아니라 '움직이지 않는' 상태일 것이다. 이때 조절 면역이 제대로 작동하지 못해 공격 면역을 적절히 제어하지 못하면 지속적으로 공격하는 면역 폭주가 발생한다.

면역 폭주를 겪고 있으면 류머티즘 관절염이 발병할 수도 있다. 류머티즘은 유전적 요인과 환경적 요인에 더해 면역계 이상이 복잡하게 얽혀 발생하는 질환이다. 예를 들어 유전적 소인을 가진 사람이 흡연이나 감염증 등을 계기로 면역 균형이 무너지면 면역이 자신의 세포를 공격해 류머티즘이 될 수 있다. 단순한 관절 통증인지 류머티즘인지 스스로 판단하기 어려우므로 병원에서 검사를 통해 확인하는 것이 좋다.

비만

지금까지 과식이나 운동 부족으로 비만 상태가 되면 면역 폭주가 일어난다고 이야기해 왔다. 하지만 반대로 면역 폭주로 인해 비만에 이르는 경우도 있다.

몸에서 면역 폭주가 시작되면 염증성 사이토카인이 지방 세포의 분화를 촉진해 지방 조직이 증가한다. 또 세포가 포도당을 흡수하도록 하는 인슐린의 작용이 저해돼 혈중에 포도당이 넘쳐서 고혈당이 되고, 그 당은 지방으로 축적된다. 호르몬 균형도 무너져 포만감을 주는 호르몬 렙틴의 작용이 저하되면 음식을 먹어도 배 부른 느낌이

들지 않아 과식하게 된다.

면역 폭주 상태에서는 에너지를 생산하는 미토콘드리아에도 부담이 되기 때문에 에너지가 부족해지고 포도당과 지질 소비량도 줄어든다. 이렇게 해서 비만이 되는 것이다.

동맥경화, 심근경색, 뇌경색

전 세계에서 가장 많은 사망자 수를 기록하는 질병은 '허혈성 심장질환'ischemic heart disease, IHD(심장 근육에 혈액을 공급하는 동맥이 좁아지거나 막혀서 심장 근육에 충분한 산소와 영양이 공급되지 않는 상태)인데, 면역 폭주는 그 원인이 되는 동맥경화와도 관련이 있다.

혈중에 활성산소와 나쁜 콜레스테롤이 증가하면 활성산소가 만든 혈관 벽의 미세한 상처에 콜레스테롤이 침착되어 혈관 벽이 부풀어 오른다. 이렇게 혈관이 좁아지는 것이 동맥경화의 시작인데, 이때 면역 폭주가 일어나면 동맥경화가 더욱 악화된다. 염증성 사이토카인이 분비돼 혈관 벽이 더 손상되거나 나쁜 콜레스테롤이 산화되기 때문이다.

원래 공격 면역은 혈액을 떠다니는 콜레스테롤을 이물질로 간주해 공격한다. 혈관 벽의 부풀어 오름도 비정상으로 보기 때문에 혈관

① 활성산소가 혈관 벽에 상처를 낸다

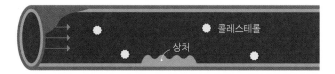

② 상처에 콜레스테롤이 들어간다

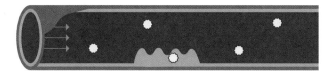

③ 혈관 벽의 상처가 부풀어 오른다

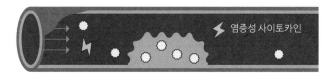

④ 부풀어 오른 상처가 터지고 혈관이 막힌다

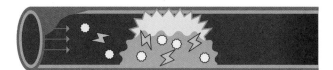

벽으로 들어가 콜레스테롤을 감싼다. 그러면 불룩한 부분이 큰 혹처럼 되어 버리는데, 이를 '플라크'plaque라고 한다. 공격 면역이 콜레스테롤에 대응하는 동안에도 염증성 사이토카인은 계속 분비되기 때문에 혈관은 계속 손상된다. 플라크도 공격 면역을 유인하기 때문에 점점 커져서 동맥경화가 가속화된다.

플라크가 팽팽하게 부풀어 오르면 결국 터지고, 상처를 막기 위해 혈전이 생겨서 혈관이 막힌다. 이런 일이 심장에서 일어나면 심근경색, 뇌에서 일어나면 뇌경색이다.

당뇨

당뇨는 인슐린이라는 호르몬이 제 기능을 하지 못해 지나치게 높거나 낮아진 혈당 수치를 정상적으로 조절하지 못하는 질병이다. 이로 인해 혈관에 손상이 축적되어 다양한 증상을 일으킨다. 인슐린은 세포가 당을 흡수하고 분해하도록 돕는 호르몬이므로 인슐린이 작용하지 않으면 우선 대량의 당이 계속 혈액을 순환하게 된다. 당이 혈관 내부의 내피세포로 들어가고, 이를 비정상으로 여긴 공격 면역은 공격할 수 있도록 활성산소를 발생시킨다. 그 결과 혈관도 손상된다.

한편 세포는 당을 제대로 흡수하지 못해서 에너지가 부족해져 활동할 수 없게 되므로 쉽게 피로해지는 상태가 된다. 게다가 면역 폭주 시 나오는 염증성 사이토카인에는 인슐린의 작용을 억제하는 성질이 있다. 이것이 가장 주의를 기울여야 할 점이다.

지난 50년간 일본의 당뇨 환자는 놀랍게도 50배나 증가했다. 그동안 의료가 비약적으로 발전하고 많은 약이 개발되었는데도 말이다. 이는 약으로는 당뇨를 치료할 수 없음을 시사한다. 병원에서 하는 치료는 인슐린을 분비시키고 혈당을 조절하는 대증 요법으로, 정작 당뇨의 근본적인 문제인 인슐린 작용이 왜 억제되었는지, 그 원인에 대해서는 손을 대지 않고 있다.

의사와 달리 한 발짝 물러선 위치에서 보고 있는 나는 무엇을 하든 면역 폭주를 해결하지 않으면 당뇨 환자를 획기적으로 줄일 수 없다는 결론에 이르렀다. 면역 폭주 상태에서는 체내 곳곳에 손상이 누적돼 다양한 질병이 쉽게 악화되기 때문이다. 유해한 것을 제거하고 스스로 새롭게 만들어 내는 시스템을 담당하는 면역이 엉망진창인 상태이니 어떻게 보면 당연한 일이라고 할 수 있다.

암

암은 손상된 유전자가 우리 몸속에서 매일 일어나는 세포분열 과정에서 '실수로 복사'(복사 오류)되어 생기는 질병이다.

유전자는 왜 손상될까? 유전적 요인도 있지만 그 비율은 암 환자 전체의 약 5퍼센트에 불과하다. 그렇다면 나머지 대부분의 원인은 무엇일까? 바로 면역 폭주다.

공격 면역의 전장에서는 항상 활성산소 같은 파괴 무기가 넘쳐 나다 보니 정상 세포까지 손상되는 경우가 많다. 세포가 건강할 때는 조절 면역과 함께 파괴와 재생을 반복하지만 같은 부위에서 여러 번 집중적으로 파괴와 재생이 반복되면 유전자가 쉽게 손상된다. 유전자를 여러 번 복사하는 동안 일정 확률로 복사 오류가 발생하고, 염증성 사이토카인이 유전자 변이를 유도할 가능성도 있다.

그러므로 어떤 문제를 장기간 안고 있는 부위일수록 암이 되기 쉽다. B형과 C형 간염 바이러스 감염으로 발생하는 간암이나 헬리코박터 파일로리균 감염으로 발생하는 위암이 전형적인 예로, 한 번 이런 바이러스나 균에 감염되면 평생 체내에 남는다. 자신도 모르게 감염돼 있던 간이나 위에서 면역 폭주가 일어나 파괴와 재생을 집중적으로 반복하는 동안 암으로 변하는 경우가 있다.

왜 바이러스는 평생 몸속에 살아남아 있을까?

B형과 C형 간염 바이러스나 헬리코박터 파일로리균은 한 번 감염되면 평생 몸속에 남아 있다. 일반적으로는 다음과 같이 설명된다.

면역 시스템에는 자연 면역과 획득 면역이 있다. 획득 면역 중에 '면역 기억'을 담당하는 팀이 있는데 메모리 T세포, 메모리 B세포, 메모리 NK세포 등이다. 예를 들어 보자. 대부분의 사람들은 어릴 적 홍역이나 수두 등의 백신을 맞았을 것이다. 백신을 한 번 맞으면 그 감염병에 걸리지 않는다고 알려져 있는데, 그 이유는 '면역 기억'에 해당 감염병의 항원이 수십 년 단위로 각인되기 때문이다.

단 한 번의 백신 접종으로 해당 감염병에 걸릴 위험을 피할 수 있는 것은 해당 바이러스가 변이하기 어렵기 때문이다. 실제로는 변이하는 것이 아니라 바이러스가 몇 가지 변형을 만드는데, 그중 가장 수가 많은 변형을 대상으로 백신을 만들어 퇴치하기 때문에 다수파가 사라지고 결과적으로 소수파가 부상하게 되는 것이다. 이에 관해서는 설명이 너무 복잡하기 때문에 일반적으로는 '변이'라고 부른다. 쉽게 말해 홍역과 풍진은 변이를 많이 만들지 않는다는 뜻이다. B형 간염 바이러스와 헬리코박터 파일로리균도 변이하기 어려운 유형에 해당한다. 반면 인플루엔자 바이러스는 변이하기 쉽기 때문에 매년 백신을 맞지 않으면 효과를 볼 수 없다. 여기까지가 면역학 교과서에 실려 있는 일반적인 견해다.

바이러스를 포로로 남겨서 면역을 훈련시킨다

사실 나는 이 견해에 다소 회의적이다. 지금까지 면역 세포가 세포의 재생을 돕는다고 이야기했다. 우리 몸은 기본적으로 항상 파괴와 재생을 반복하며 건강하고 젊게 유지된다. 그런데 일부 면역 세포만 수십 년 동안 살아남을 수 있을까? 면역 세포가 다른 세포를 교육하는 것이 가능할까? 마치 면역이 기억하는 것처럼 보이기 때문에 그런 생각을 하게 된 것 아닐까? 나는 그렇게 생각한다.

왜 홍역 바이러스는 한 번의 백신 접종으로 수년간 감염 위험에서 벗어날 수 있을까? 면역 세포가 의도적으로 특정 항원을 적게 보유하고 있기 때문이 아닐까 하는 것이 내 가설이다. 실제로 C형 간염이나 B형 간염은 한 번 걸리면 바이러스가 평생 체내에 남는다. 치명적인 바이러스일수록 면역 시스템이 '꼭 기억해야 하는 것'으로 인식하고 소수의 바이러스를 포로처럼 체내에 남겨 항체를 계속 생성하도록 프로그래밍되어 있기 때문이 아닐까?

관점을 바꾸면 면역은 박멸이 아니라 오히려 공생과 공존을 선택했다고 볼 수 있다. 박멸의 단점을 알고 있어서 일부러 죽이지도 살리지도 않는 관계로 끌고 가는 것인지도 모른다.

최근 의학계에서도 서양 의학에 한계가 오고 있다는 말이 나온다. 물리적으로 제거하는 외과적 수술 요법과 효과적인 성분만을 추출해서 만드는 화학 합성 약품으로 치료하는 방식의 한계가 드러나기 시작한 것이다. 이런 상황에서 공생 관계를 지향하는 면역 시스템을 보면 동양적인 정서가 느껴진다. 그러나 공존하던 포로에게 서서히 잠식당해 나쁜 결과를 초래할 수도 있다.

물론 이는 개인적인 가설일 뿐이다. 하지만 인체와 면역 시스템의 특성을 고려할 때, 이쪽이 더 설득력 있게 느껴진다.

면역 폭주가 온몸에 미치는
질병의 연쇄 작용

특정 질병이 계기가 되어 다른 여러 질병으로 발전해 가는 예를 살펴보자. 67쪽에서 언급한 치주질환은 50세에 남성의 70퍼센트, 여성의 60퍼센트가 걸린다고 알려진 흔한 질환이지만 사실은 매우 골치 아픈 질병이다. 여기서는 치주질환에서 다른 질병이 유발된 사례를 소개하겠다.

치아와 잇몸 사이에 있는 '치주 포켓'(치은열구, 잇몸 주머니)이라는 홈에 치태가 쌓이면 치태 내부에 숨어 있는 치주 병원균이 배출하는 독소로 인해 잇몸이 아프고 부어오른다. 이 상태를 치은염(잇몸염)이라고 하는데 제대로 관리하면 큰 문제가 없다. 하지만 조금 더 진행돼 치주염(풍치) 단계가 되면 치주 병원균이 조금씩 체내로 들어온다. 이후 치주질환으로 발전하면 혈액에 치주 병원균이 계속 침투한다.

일반적인 세균은 혈액에 들어가면 즉시 공격 면역에 의해 제거되지만 치주 병원균은 혈액과 성분이 거의 같은 치은열구액 속에 존재하기 때문에 '내성'을 가지고 있다. 그래서 혈액 내에서도 비교적 잘 살아남는다. 살아남은 균의 독소가 혈관 벽을 손상시키면 공격 면역이 순식간에 모여들어 혈관 벽이 부풀어 오른다. 이로 인해 혈관이 딱딱해지는 동맥경화가 진행되고 경우에 따라서는 심근경색이나 뇌경색이 일어날 수 있다.

그 정도까지 이르지 않더라도 이미 면역 폭주가 발생했기 때문에 염증성 사이토카인 신호가 계속 발신된다. 그 결과 인슐린이 효과를 발휘하지 못해 당뇨가 생기기도 한다. 염증성 사이토카인은 온몸을 돌아다니며 뇌 장벽도 뚫어 버리므로 우울증, 치매, 알츠하이머형 치매, 파킨슨병을 유발할 수도 있다. 뿐만 아니라 식사 중에 잘못 삼켜 치주 병원균이 폐로 들어가면 흡인성 폐렴에 걸리기도 한다.

실제로 이런 사례도 있다. 치과를 방문한 환자의 어금니 속 오래된 충전재가 썩어서 치과 의사가 치근의 안쪽까지 드릴로 구멍을 내고 치근관 수술을 했는데, 이때 치주 병원균이 혈액 속으로 들어갔다. 결국 염증성 사이토카인이 뇌까지 도달해 우울증이 발병했다.

치과 치료나 치석 관리를 받는다고 모두 이런 일이 생기진 않는다. 평소에 정기적으로 구강 관리를 하고 면역 폭주가 일어나지 않도록 생활 습관에 주의를 기울이면 흔하게 일어나는 일은 아니다. 반대로 당뇨 증상이 좀처럼 호전되지 않던 사람이 치과에서 체계적인 치주질환 관리를 받았더니 당뇨가 개선된 사례도 있다.

치주질환을 예로 들어 설명했지만 비만이나 화학물질 과다 섭취로 면역 폭주에 빠지면 같은 일이 일어날 수 있다. 체내에서 면역 폭주가 일어나면 질병이 발생할 위험이 커지는데, 대부분 몸에서 가장 약한 부위에 두드러지게 나타난다. 예를 들어 피부가 약한 사람은 피부 관련 질병, 혈관이 약한 사람은 혈관 관련 질병, 허리가 약한 사람은 허리 관련 질병, 쉽게 살찌는 사람은 비만으로 나타난다. 방식은 다양하지만 그 근원에는 동일하게 면역 폭주가 있다.

결과적으로 면역 폭주는 외모의 노화, 신체 가동 범위의 축소, 질병에 걸리기 쉬운 상태 등 노화의 세 가지 요소를 대폭 가속화한다.

퀴퀴한 노화 냄새도
면역 폭주 때문일까?

중년이 되면 나타난다고 알려진 노화 냄새의 주요 원인은 피지 성분이 산화되면서 발생하는 '노네날'^{nonenal} 이라는 성분이다. 그런데 면역 폭주가 이 노화 냄새에도 영향을 미칠 가능성이 있다. 면역 폭주 상태가 되면 피지선에서 분비되는 피지 중 '팔미톨레산'^{palmitoleic acid}이라는 지방산이 증가하거나 산화되기 쉬워져 노화 냄새가 강해질 수 있다. 체내에서 면역 폭주가 일어나면 냄새도 변할 수 있다는 이야기다.

면역 폭주는
다음 세대에도 영향을 미친다

병은 아니지만 면역 폭주가 초래하는 상황 가운데 또 다른 걱정거리가 있다. 바로 면역 폭주 상태에서 임신했을 경우다. 현대인의 생활 환경은 면역 폭주를 일으키기 쉬운데 그런 생활 기간이 길어질수록, 나이가 들수록 더욱 심각해질 수 있다.

현대인은 결혼 시기가 늦어지면서 여성의 출산 연령도 높아지고 있다. 월경은 여성의 몸에 자연적으로 갖춰진 시스템이지만 이 또한 전형적인 파괴와 재생의 과정이므로 염증을 반복하는 상태다. 따라서 출산 전까지 경험한 월경 횟수가 많을수록 면역 폭주가 발생할 위험이 크다.

여성의 몸이 면역 폭주 상태에서 임신하면 조산이나 저체중 출산 위험이 높아지는 것으로 알려졌다. 조산과 저체중 출산의 요인은 태반 기능 장애, 영양 및 산소 공급 부족, 스트레스 호르몬의 영향 등 여러 가지다. 여러 요인이 복합적으로 얽혀 있는 경우도 있는데, 그중 하나가 염증성 사이토카인의 과도한 생성이다.

몸속에서 면역 폭주가 일어난 상태로 임신한 여성이 출산한 아이는 뇌와 신체 발달이 떨어지는 사례도 있는 것으로 알려졌다. 또한 이후 아이가 우울증과 정신 건강 문제에 더 쉽게 노출된다고 보고한 연구 논문도 있다.

그런 의미에서 너무 늦은 시기의 임신과 출산은 최대한 피하는 것이 좋지만 이는 여성 혼자서 해결할 수 있는 문제가 아니기 때문에 어려운 부분이다. 사회적으로 여성이 마음 놓고 임신과 출산을 할 수 있는 환경을 조성해야 할 것이다.

면역 폭주의 정도를 확인하는 방법

면역 폭주가 얼마나 무서운지 알게 되면서 '나는 과연 괜찮은지' 걱정스러울 것이다. 면역 폭주의 정도를 확인하는 방법으로 '염증 수치 검사'가 있다. 주로 다음과 같은 지표를 측정해 면역 반응의 강도를 평가한다.

- C-반응 단백질c-reactive protein, CRP

  간에서 생성되는 단백질 측정

- 고감도 CRPhs-CRP

  CRP의 고감도 버전

- 적혈구 침강 속도erythrocyte sedimentation rate, ESR

  혈액 내 적혈구가 침전되는 속도 측정

- 페리틴ferritin

  철분 저장 단백질인 페리틴 측정

- 인터루킨interleukin-6, IL-6

  염증성 사이토카인의 일종인 IL-6 측정

- 종양괴사인자tumor necrosis factor alpha, TNF-α

  염증성 사이토카인의 일종인 TNF-α 측정

- 피브리노겐fibrinogen

  혈액 응고에 관여하는 단백질인 피브리노겐 측정

- 백혈구 수와 분획

  백혈구 전체 수 및 백혈구 종류(호중구, 림프구, 단구 등)의 비율 측정.
  '분획'은 종류별로 나누어 비율을 산출한다는 뜻이다.

면역 폭주 상태에서는 일반적으로 백혈구 수가 증가하는데 구체적인 변화는 개별 질환에 따라 다르다. 호중구, 림프구, 단구의 증가가 특징적이지만 특정 상황에서는 이들의 감소도 관찰될 수 있다. 면역 폭주의 정도와 원인은 결과를 복합적으로 검토해 전문기관이 판단한다.

현재의 정기검진으로는 백혈구 전체 수는 알 수 있지만 면역 폭주 정도는 전혀 알 수 없다. 뒤에서도 살펴보겠지만 면역 폭주의 정도를 파악하려면 장내 세균이 많은 전구체를 생성하는 세로토닌, 도파민, 옥시토신 같은 이른바 '행복 호르몬'을 측정하는 것이 유용하다. 호르몬 수치를 통해 장내 환경의 상태를 알 수 있기 때문이다.

세로토닌, 도파민, 옥시토신의 측정은 가능하지만 비용은 검사 종류나 검사 시설에 따라 다르다. 일반적으로 호르몬 측정은 특정 건강 상태의 진단이나 연구 목적으로 수행되는 경우가 많다.

▶ 몸속에 생기는 대량의 노폐물을 줄이자.
▶ 조절 면역을 늘리면서 키워 나가자.
▶ 면역 세포와 호르몬은 대부분 장에서 만들어진다.

제3장

지금 당장 가속 노화를
멈추는 방법

가속 노화를 멈추는 방법①
몸속 노폐물 줄이기

현대인의 몸을 조용히 갉아먹는 면역 폭주와 가속 노화를 어떻게 멈출지 살펴보자. 면역 폭주를 억제하려면 무엇보다 우리 몸속에 노폐물이 늘어나지 않도록 해야 한다.

먼저 과식과 과음을 줄이자. 두 가지 모두 지방 세포를 비대하게 만들어 체내의 노폐물을 크게 증가시킨다. 물론 발생한 노폐물을 몸 밖으로 배출하는 것도 중요한데 적절한 운동이 효과적이다. 몸을 움직여 혈류를 증가시키면 체내에 쌓인 노폐물을 림프절이라는 쓰레기 처리장으로 밀어낼 수 있다. 내가 추천하는 방법은 하루 8,000보 걷기다. 운동 습관이 몸에 배어 있지 않으면 힘들 수 있지만 대중교

통으로 출퇴근하는 경우라면 한 역 또는 한 정거장 정도이므로 10분씩만 걸어도 어렵지 않게 달성할 수 있다.

너무 힘든 운동은 오히려 면역력을 떨어뜨릴 수 있으므로 피하는 것이 좋지만 하루 8,000보 걷는 것은 전혀 문제가 되지 않는다. 근육을 심하게 손상시키거나 장기에 과도한 부담을 주지 않으면서 전신의 혈류를 증가시킬 수 있다. 그 정도 걷는 것도 힘들다면 우선 걷는 습관을 기르고 혈류가 증가하는 시간을 늘리도록 적극적으로 노력하자.

아침 양치질은 '아침식사 후'가 아닌 '기상 직후'가 원칙이다. 음식과 함께 치주 병원균을 삼키면 체내 노폐물이 급증하고 당뇨와 우울증에 걸릴 위험이 커진다. 아침식사 전에 양치질을 하는 습관으로 인생이 달라진다고 생각하자.

화학물질 섭취와 사용을 최대한 줄이는 것도 몸속 노폐물을 줄이는 데 효과적이다. 하지만 우리 주변에 있는 화학물질을 나열하자면 끝이 없고 모두 배제하기란 거의 불가능하다. 그래도 합성 보존료, 합성 착색료, 합성 세제, 합성 비육 호르몬제는 가능한 한 섭취하지 않도록 노력하자. 체내에 계속 쌓이는 노폐물을 줄일 수 있다. 할 수 있는 일을 하나라도 찾아 실천해 보기 바란다.

잔류 농약에 관해서는 미국에서 '더티 더즌'Dirty Dozen과 '클린 피프틴'Clean 15이라는 리스트가 발표되고 있다. 미국의 환경보호단체가 미국 농무부USDA의 최신 시험 데이터를 분석해 매년 발표하는 쇼핑 가이드로, 잔류 농약이 많이 검출된 채소와 과일 12종을 '더티 더즌', 적게 검출된 15종을 '클린 피프틴'으로 선정한다.

- 미국에서 잔류 농약이 많이 검출된 채소와 과일
  딸기, 시금치, 케일, 포도, 복숭아, 배, 천도 복숭아, 사과, 피망(고추), 체리, 블루베리, 그린빈(잔류 농약이 많은 순서)

- 미국에서 잔류 농약이 적게 검출된 채소와 과일
  아보카도, 옥수수, 파인애플, 양파, 파파야, 완두콩, 아스파라거스, 멜론, 키위, 양배추, 수박, 버섯, 망고, 고구마, 당근(잔류 농약이 적은 순서)

　농약으로 수확량이 크게 증가해 가격이 낮아진 품목도 있고 장바구니 사정과 타협해야 하는 부분도 있겠지만 이런 정보를 의식하면서 소비하면 덜 해로운 식품들이 더 저렴하게 유통되는 상황을 만들 수 있을 것이다.

가속 노화를 멈추는 방법②
조절 면역 늘리기

면역 세포가 공격 면역이 될지 조절 면역이 될지는 주변 환경에 따라 결정된다. 특히 조절 면역은 주변 환경의 영향을 받는 경향이 강하다. 폭주하는 공격 면역을 멈추게 해주는 조절 면역을 늘릴 수 있는지 여부는 체내 환경을 조성하는 우리의 생활 방식에 달렸다.

그렇다면 어떤 환경에서 조절 면역이 쉽게 증가할까? 조절 면역은 몸속에 어떤 새로운 자극이 들어올 때 성장한다. 아기에게 이유식을 줄 때를 예로 들어 살펴보자.

1. 다양한 식재료를 먹으면 조절 면역이 향상된다

이유식을 시작할 때 아기가 먹어 본 적 없는 식재료를 아주 소량씩 먹인다. 처음 먹는 식재료라는 '자극'을 조금씩 체내에 넣어서 조절 면역을 키우는 효과가 있다. 이는 70쪽에서 언급한 '면역 관용'이라는 메커니즘으로, 새로운 음식을 파괴해야 할 '외부 침입자'가 아니라 조절하면서 체내에 받아들여야 할 '식재료'라고 조금씩 몸에 학습시키는 것이다.

예를 들어 갓난아기에게 아토피성 피부염이 있는 경우 알레르기를 우려해 달걀을 먹이지 않는 부모가 많을 것이다. 그러나 최신 과학적 견해에 따르면 다른 선택을 할 수 있다. 실제로 생후 6개월부터 삶은 달걀을 조금씩 먹이면 아이의 식품 알레르기 중 가장 빈도가 높은 달걀 알레르기를 80퍼센트 예방할 수 있다는 것이 입증되었다. 구체적인 발병 확률은 연구마다 다르지만 조기에 먹일수록 알레르기 발병 위험이 낮아지는 경향이 있다. 장내에는 대량의 면역 세포가 존재하며 이들이 음식이라는 '항원'(식품 항원)과 빈번히 접촉하고 있다. 이런 접촉을 통해 면역 체계가 학습하는 것이다.

식품 알레르기란 기본적으로 식재료를 몸에 받아들이며 조절 면역을 키우지 않으면 낫지 않는다. 새로운 식재료라는 자극이 들어와야 식재료에 특화된 조절 면역이 형성되기 때문이다. 그래서 아기에게 아주 소량이라도 먹이기 시작하는 것이 중요하다. 섭취량을 조절해 가며 아주 적은 양을 한 입 먹이고, 그다음에 두 입, 세 입으로 점차 늘려 간다. 만약 세 입째에서 발진이 생기면 다시 두 입으로 줄인다. 이런 식으로 아기 몸의 반응을 살펴보며 조금씩 늘려 나간다.

이 방법이 어릴 때 식품 알레르기 발병 위험을 줄이는 기본적인 접근법이다. 물론 국가 지침을 따르면서도 특히 심각한 알레르기가 우려된다면 아이의 특성과 가족의 알레르기 병력을 고려해 의사나 전문가와 상담하며 진행하는 것이 좋다.

참고로 식품 알레르기 발생 여부는 사람의 체질에 따라 다르다. 태어날 때부터 다양한 식재료에 대한 조절 면역을 갖춘 체질도 있고 그렇지 않은 체질도 있다. 이는 사람마다 잘하는 과목이 다른 것과 같다. 식품 알레르기가 있다는 것은 어려운 과목이 있는 것과 같지만 단계를 밟아 가며 배워 나가면 된다.

호주에서 진행된 실험에 따르면 호주에서 태어나고 자란 피험자들이 오래전부터 먹어 온 캥거루 고기를 먹은 후보다 와규를 먹은 후에 염증성 사이토카인이 더 많이 나왔다. 익숙한 음식에 대해서는 조절 면역이 형성돼 있음을 보여 주는 예라고 할 수 있다.

실제로 '몸에 맞지 않는 음식'을 먹으면 그 음식을 파괴하기 위한 항체가 형성되는 것으로 알려졌다. 이 항체는 바이러스가 들어왔을 때 생기는 강력한 항체는 아니다. 약한 항체가 형성되면 몸 상태가 약간 나빠지기도 한다. 특정한 식재료를 먹고 몸 상태가 이상해졌다면 체내에서 항체가 생겼을 가능성이 있다.

즐겨 먹지만 먹으면 몸 상태가 나빠지거나 평소에는 괜찮지만 피곤할 때 먹으면 몸이 이상해지는 음식도 있다. 이 또한 자신의 취향과는 상관없이 '몸에 맞지 않는 음식'이다. 조절 면역을 키우기 위해서는 다양한 자연물을 먹어 보는 것이 좋지만 억지로 먹을 필요는 없다. 먹더라도 적당량 섭취하는 것이 중요하다.

새로운 음식을 먹을 때 우리 체내에서는 항체와 같은 공격 면역과 과도한 공격을 하지 않도록 억제하는 조절 면역이 둘 다 생성된다. 그 비율은 앞서 이야기했듯이 약 9 대 1이다.

2. 다양한 자연물과 접촉하면 조절 면역이 생긴다

조절 면역은 다양한 자극이 체내에 들어올 때 비로소 생성된다. 비단 음식(입)뿐만 아니라 주변 환경(피부)을 통해서도 생성될 수 있다. 살균과 소독이 일상화된 현대 생활에서는 흙을 만져 볼 기회가 크게 줄었다. 옛날이야기를 한다고 생각할 수도 있지만 나와 내 자녀 세대

조절 면역을 늘리는 방법

① 다양한 식재료를 먹는다

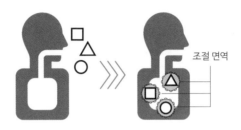

조절 면역

② 다양한 자연물을 접한다

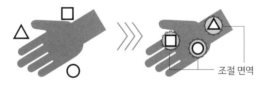

조절 면역

③ 뷰티르산을 많이 형성한다(110쪽 참고)

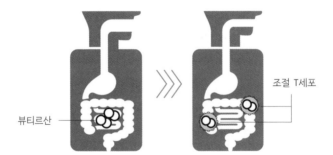

뷰티르산

조절 T세포

는 더 자유롭게 흙과 곤충을 만졌고 알레르기도 적었다. 다양한 물질에 접촉하면서 면역이 학습할 기회가 많았기 때문이다.

실제로 꽃가루 알레르기는 도시에서 생활하는 사람들에게 더 많이 나타난다. 꽃가루 양이 훨씬 많은 농촌 지역에서 경운기를 끌며 일하는 사람들이 오히려 발병률이 낮다는 데이터도 있다. 농촌 생활에서는 가축을 만지거나 흙과 접촉함으로써 면역 체계에 다양한 자극을 줄 수 있다. 이런 환경에서는 자연스럽게 꽃가루에도 노출되어 조절 면역이 생성된다. 평소에 적당한 자극이 체내에 들어오면 면역이 훈련돼 조절 면역이 제대로 기능할 수 있도록 성장한다. 반면 지나치게 깨끗한 환경에서는 조절 면역이 성장하지 않는다. 조절 면역이 있더라도 훈련을 하지 않고 잠자는 상태여서 꽃가루나 미세먼지 같은 자극이 조금만 들어와도 과도하게 반응하는 것이다.

알레르기 치료 방법 중 '설하면역 요법'sublingual immunotherapy, SLIT이 있다. 알레르기를 일으키는 원인인 '알레르겐'allergen을 체내에 소량씩 투입해 조절 면역의 주역인 조절 T세포가 생성되도록 유도하는 것이다.

가속 노화를 멈추는 방법③
조절 면역 지원하기

1. 뷰티르산을 만든다

조절 면역이 필요한 양만큼 생성되는지 여부는 체내 환경에 따라 다르지만 특히 면역 세포의 70퍼센트가 있는 장내에서 '조절 면역을 만들어라!'라는 스위치를 켜주는 존재가 있다. 최근 화제가 되고 있는 '짧은사슬지방산' 중 하나인 뷰티르산butyric acid 이다. 요구르트나 건강보조 식품에서 자주 볼 수 있는 단어인데, 가속 노화를 촉진하고 모든 종류의 질병을 불러오는 면역 폭주를 멈추는 존재로 알려지면서 주목을 받고 있다.

짧은사슬지방산은 말 그대로 '지방산'의 일종이다. 지방산은 여러 개의 탄소가 사슬처럼 연결된 구조로 이루어졌는데, 그중에서 탄소가 6개 이하인 것을 짧은사슬지방산이라고 한다. 우리 장내에서 만들어지는 주요 짧은사슬지방산은 뷰티르산, 프로피온산propionic acid, 아세트산acetic acid 세 가지다. 프로피온산과 아세트산도 면역 전체의 균형을 잡아 주기 때문에 중요하지만 특히 중요한 것이 뷰티르산이다. 장 내부를 덮고 있는 상피세포의 중요한 에너지원이 될 뿐 아니라 조절 면역의 주역인 조절 T세포를 생성하라고 지시하는 힘이 가장 강하기 때문이다.

뷰티르산을 체내에서 유일하게 만들어 낼 수 있는 것이 '뷰티르산균'이라는 유익균이다. 뷰티르산균은 음식물을 분해해 뷰티르산을 만들어 내는 균의 총칭이다. 주요 뷰티르산균을 아래에 정리했는데 상당히 전문적인 내용이므로 '뷰티르산균이 조절 T세포를 만들어 준다'라는 점만 기억하면 충분하다.

체내에서 뷰티르산을 생성하는 주요 뷰티르산균

- 피칼리박테리움 프로스니치Faecalibacterium prausnitzii

  장내에서 흔한 뷰티르산균 중 하나. 장내 건강 유지에 중요한 역할을 한다.

- 클로스트리디움 뷰티리쿰Clostridium butyricum

  뷰티르산균의 대표적인 종. 장내 환경 개선을 돕는다.

- 유박테리움 렉탈레Eubacterium rectale

  장내 뷰티르산 생성에 중요한 역할을 하는 균주.

- 로즈부리아속Roseburia

  특히 로즈부리아 인테스티날리스Roseburia intestinalis가 잘 알려져 있다.

- 아네로스티페스속Anaerostipes

  뷰티르산 생성에 관여하는 중요한 균주.

- 뷰티리비브리오 피브리솔벤스Butyrivibrio fibrisolvens

  뷰티르산 생성에 기여하는 또 다른 중요한 균주.

유산균처럼 식품에서 쉽게 섭취할 수 있으면 좋겠지만 안타깝게 도 뷰티르산균을 함유한 식품은 쌀겨 절임이나 취두부 정도밖에 없 어서 식품으로 섭취하기는 어렵다. 하지만 걱정할 필요 없다. 우리는 원래 장내에 뷰티르산균을 갖고 있다. 특히 동양인은 서양인보다 뷰 티르산균을 더 많이 가지고 있다고 알려져 있다. 일단 체내에 있는 뷰티르산균들을 소중히 여기고 잘 키워 나가자.

뷰티르산균을 얼마나 갖고 있는지는 식생활과 생활 환경에 따라 크게 좌우되며 인종 차이도 있다. 또 섬유질이 풍부한 전통적인 식생 활을 하는 지역의 사람들은 도시화가 진행되어 서구화된 식생활을 하는 지역의 사람들보다 뷰티르산균을 많이 보유한 경향이 있다.

2. 뷰티르산을 만드는
뷰티르산균의 먹이를 섭취한다

뷰티르산균을 키우려면 먹이가 필요한데 그 먹이가 되는 것이 '발효성 식이섬유'다. 식이섬유는 오랫동안 수용성 식이섬유와 불용성 식이섬유로 구분되었다. 발효성 식이섬유에는 수용성 식이섬유가 많지만 일부 불용성 식이섬유도 포함된다. 따라서 새롭게 '발효성 식이섬유'라는 구분이 생겼다.

발효성 식이섬유가 포함된 식품은 다음과 같다. 유형별로 성분명과 많이 함유된 식재료를 알아보자.

발효성-수용성 식이섬유

- 베타글루칸 β-glucan

  곡류(귀리, 현미, 보리, 통밀), 균류(버섯, 빵효모균), 감자류(곤약)

- 펙틴 pectin

  과일류(키위, 귤, 자두, 딸기, 레몬), 채소류(몰로키야)

- 난소화성 올리고당 non-digestible oligosaccharide

  콩류(대두, 팥, 병아리콩)

- 이눌린 inulin

  근채류(우엉, 마)

- 알긴산 ^{alginate}

  해조류

발효성-불용성 식이섬유

- 아라비노자일란 ^{arabinoxylan}

  곡류(귀리, 현미, 보리, 통밀)

발효성 식이섬유-전분

- 저항성 전분 ^{resistant starch}

  콩류(팥, 강낭콩), 고구마류(토란, 고구마)

위 식품을 섭취하면 장내의 뷰티르산균이 신나게 흡수해 뷰티르산을 만든다. 콩류, 뿌리채소, 해조류, 버섯, 현미 등 오래전부터 우리가 먹어 온 것들이니 가속 노화와 큰 병을 멀리하고 싶은 사람들은 적극적으로 섭취하는 게 좋다.

이렇게 균이 음식을 섭취해 인체에 유용한 대사물을 만들어 내는 과정을 '발효'라고 한다. 반대로 독소 등 인체에 유용하지 않은 대사물을 만들어 내는 과정을 '부패'라고 한다.

식은 밥이
조절 T세포를 증가시킨다

불용성 식이섬유인 '저항성 전분'은 '난소화성 전분'이라고 불리며 장의 깊숙한 곳까지 전분 상태로 운반된다. 앞서 언급한 콩류와 고구마류에 포함돼 있지만 식은 밥에도 그 성분이 있다.

과거에는 식은 밥을 자주 먹었다. 서민들은 아침에 지은 밥을 그릇에 옮겨 담아 점심과 저녁에 식은 채로 먹었다. 이후 보온 기능이 있는 밥솥과 전자레인지가 보급돼 따뜻한 밥을 계속 먹을 수 있게 되면서 주먹밥이나 도시락 외에 식은 밥을 먹을 기회가 줄었다. 과거에 일상적으로 먹던 식은 밥이 조절 면역에 유리하다는 점은 매우 흥미로운 사실이다.

저항성 전분도 그렇지만 발효성 식이섬유는 식이섬유 중에서도 난소화성, 즉 '소화되기 어렵다'는 특징이 있다. 대장의 마지막 부분에 도달할 때까지 장내 세균에 의해 발효되지 않고 남아 있다는 뜻이다.

장내 세균에는 산소를 싫어하는 혐기성 균과 산소를 좋아하는 호기성 균이 있다. 뷰티르산균은 혐기성으로, 특히 산소가 조금만 있어도 죽어 버리는 '절대 혐기성 균'이다. 혐기성에는 뷰티르산균을 비롯한 유익균이 많고 호기성에는 유해균이 많이 포함돼 있다.

같은 장내에서도 소장에는 산소가 있지만 대장에는 없다. 따라서 뷰티르산균이 서식하는 곳은 대장, 그것도 상당히 깊은 곳이다. 위나 소장에서 소화되는 것으로는 뷰티르산균이 있는 곳까지 도달할 수 없기 때문에 난소화성 물질이어야 한다.

3. 조절 면역을 향상시키는
비타민 D를 섭취한다

조절 T세포를 만들 때 비타민 D가 사용된다. 조절 T세포를 증가시키려면 비타민 D를 섭취하는 것이 중요하다. 비타민 D는 염증성 사이토카인을 억제해 '공격 중지' 신호를 증가시키는 역할도 한다.

일반적으로 면역력을 높이는 영양소로 알려져 있는 비타민 D는 대식 세포 등의 공격 면역을 활성화하는 작용도 한다. 하지만 이는 전반적인 면역 균형을 조절하는 것일 뿐 공격 면역을 우위에 두는 것은 아니다.

비타민 D가 풍부한 대표적인 식품으로는 버섯이 있다. 버섯류에는 뷰티르산균의 먹이가 되는 베타글루칸도 풍부해 조절 면역을 키우는 데 최고의 식재료라고 할 수 있다. 그 밖에 비타민 D가 풍부한 식품은 다음과 같다.

- 비타민 D가 풍부한 식품

    연어, 꽁치, 방어, 고등어, 정어리, 아귀 간, 말린 멸치, 달걀

위와 같은 식품을 섭취하기 어려운 경우에는 햇빛을 쬐자. 우리 몸 속에서 비타민 D는 햇빛을 통해서도 증가한다. 자외선 차단제를 사용하면서 적절한 시간 동안 햇빛을 쬐면 좋다. 여름에는 5~10분, 겨울에는 30~40분의 일광욕이 바람직하다. 여름 햇살은 강렬하고 피부 손상도 크기 때문에 오전 10시에서 오후 2시 사이의 직사광선은 피하는 것이 좋다.

햇빛을 쬐면 우리 몸의 비타민 D가 증가하듯이 식품도 마찬가지다. 예를 들어 표고버섯은 생표고보다 말린 표고가 비타민 D 함유량이 더 많다. 햇볕에 말린 식품이 비타민 D 섭취에 더 효율적이다.

비타민 D는 지용성으로 수용성 비타민과 달리 남은 양을 소변으로 배출할 수 없으므로 보충제를 이용할 때는 과다하게 섭취하지 않도록 용량을 꼭 지켜야 한다.

4. 조절 면역을 돕는
DHA와 EPA를 섭취한다

뇌를 활성화하는 것으로 유명한 DHA와 혈전 예방 효과로 잘 알려진 EPA는 조절 면역 기능을 돕는 역할도 한다. 공격 면역이 손상된 세포를 제거하는 과정에서 염증성 사이토카인이 분비된다. 이 과정이 끝나면 조절 면역이 '공격 중지' 신호를 보내는데, 이때 DHA와 EPA가 도움을 준다.

DHA와 EPA는 '항염증성 지질 매개체'라는 물질을 생성하는데 이는 한 번 일어난 공격 반응에 제동을 걸어 정상 상태로 되돌리는 작용을 한다. 이를 통해 과도한 공격이 일어나지 않도록 조절하는 것이다. 그뿐 아니라 세포 복원 시 필요한 재료를 모으는 데도 도움을 준다. 정말 든든한 존재라고 할 수 있다.

DHA와 EPA는 참치, 꽁치, 고등어, 정어리 등의 등푸른생선에 풍부하게 함유되어 있으므로 적극적으로 섭취하는 것이 좋다.

5. 체내 '상재균'을
지나치게 제거하지 않는다

가속 노화가 걱정되는 사람들은 가능한 한 화학물질 사용을 피해야 한다. 사실 목욕할 때 비누나 세제로 피부와 머리카락을 문지르는 것도 바람직하지 않다. 요즘 연예인 중에는 비누로 몸을 씻지 않는다는 사람도 있는데 이렇게 자신의 몸 상태를 고려해서 관리하는 것이 좋다.

우리 피부에 상재균resident flora이 살고 있다는 이야기를 들어 본 적이 있을 것이다. 실제로 피부, 장, 구강, 비강, 생식기 등 신체의 다양한 부위에 존재하는 상재균은 우리의 건강에 크게 기여한다. 이들이 존재함으로써 장내 환경이 개선되고 몸을 보호하기 위한 항체와 조절 T세포가 생성된다.

그런데 비누나 보디워시를 사용해 몸을 문지르면 상재균들이 씻겨 내려간다. 우리 몸의 오염물질의 80퍼센트 이상은 욕조에 몸을 담그기만 해도 충분히 제거된다. 따라서 면역 상태를 개선하기 위해서도 40대부터는 피부를 너무 세게 문지르지 말고 상재균이 만들어 주는 항체와 조절 T세포를 유지하는 것이 좋다.

항체에는 다섯 종류가 있다

'면역 글로불린'immunoglobulin이라고 불리는 항체는 IgG, IgM, IgA, IgE, IgD 다섯 종류로 구분되며 B세포에 의해 생성된다. 이 중에서 피부와 장 등 가장 바깥쪽에 위치하는 항체가 IgA다. IgA는 식품 항원과 병원체, 짧은사슬지방산 등 다양한 자극에 의해 장 등의 점막 표면에서 항상 만들어지고 있다. 특정한 적을 겨냥한 맞춤형이 아니라 어느 정도의 적을 처리할 수 있는 대량 생산형 공산품 무기인 셈이다.

참고로 외부 침입자(항원)에 맞춰 먼저 맞춤 제작되는 항체가 IgM이고, 이를 더욱 정교하게 만든 것이 IgG다. IgE는 주로 알레르겐이나 기생충에 대해 생성되는 항체. IgD는 아직 많은 부분이 미지수로 남아 있지만 B세포의 표면에 존재하며 다른 항체들과는 다른 방식으로 생성되고 기능도 다르며 독자적인 역할을 수행한다.

6. 뷰티르산균이 활동하기 좋은
장내 환경을 조성한다

뷰티르산균이 제대로 역할을 하고 장에 모여 있는 면역 세포들이 건강하게 유지되기 위해서는 장내 환경을 잘 조성하는 것이 중요하다. 하지만 장내 환경은 한 가지 균을 어떻게 한다고 해서 개선되는 것이 아니다. 뷰티르산균은 산소가 없는 환경에서 잘 자생하는 절대 혐기성 균이므로 산소가 없는 환경을 만드는 게 좋지만 뷰티르산뿐만 아니라 다양한 유익균을 보호하기 위해서는 장내 환경 전체를 건강하게 유지해야 한다.

참고로 유익균은 먹이를 먹고 대사(발효)해 젖산이나 아세트산 등 인체에 유용한 물질을 만드는 균이다. 대표적으로 유산균, 비피더스균, 뷰티르산균이 있다. 반대로 유해균은 먹이를 먹고 인체에 해로운 부패 물질을 배출하는 균이다. 대표적으로 웰치균, 병원성 대장균, 황색포도상구균 등이 있다. 이 둘 사이에 기회주의균이라는 그룹이 있어서 상황에 따라 유익균과 유해균 중 우세한 쪽의 작용을 돕는다.

우리 몸의 장내 세균은 약 100조 개로 알려져 있다. 이 집단을 '장내 세균총', 다른 말로 '장내 플로라'라고 한다. 장내 세균은 장 안에서 따로따로 존재하는 것이 아니라 균종별로 모여 장벽에 빽빽하게 붙어 있는 형태로 존재한다. 이런 모습이 마치 품종별로 꽃이 심어진 꽃밭처럼 보인다고 해서 붙여진 이름이다.

이 꽃밭에 심어진 꽃(장내 세균)의 대략적인 분포는 출생 직후부터 초기 몇 년간의 환경에 크게 좌우되며, 대략 3세까지 성인과 유사한 패턴으로 정착한다. 하지만 크게 변하지 않는다는 것일 뿐 장내 환경에 나쁜 식생활을 하면 나쁜 꽃(유해균)이 우세해지고, 장내 환경에 좋은 식생활을 하면 좋은 꽃(유익균)이 우세해지므로 역시 식사 내용을 무시할 수 없다.

우리가 계속 나쁜 식생활을 하면 제2장에서 언급했듯이 체외(장내)와 체내(혈액)의 관문인 장벽에 구멍이 생겨 나쁜 세균 등 병원체가 계속 침입한다. 실제로 면역 폭주가 일어나는 당뇨 환자의 혈중에서 대량의 세균, 즉 노폐물이 발견되었다는 연구 결과도 있다. 당연히 장내 환경이 나빠져 유산균을 비롯한 유익균이 살기 어려운 상태가 된다.

또한 장내 세균은 비타민도 생성한다. 비타민 K, 비타민 B_1(티아민), 비타민 B_2(리보플래빈), 비타민 B_3(니아신), 비타민 B_5(판토텐산), 비타민 B_6(피리독신), 비타민 B_7(비오틴), 비타민 B_9(엽산), 비타민 B_{12}(코발라민) 등. 장내 환경을 좋게 유지하는 것은 명의를 배 속에 모시고 있는 것과 같다.

후반부에서 자세히 설명하겠지만 다이어트 효과가 있는 장내 세균, 슈퍼 운동선수가 될 수 있는 장내 세균, 여성 호르몬과 같은 작용을 하는 장내 세균 등 우리 몸을 뒤에서 든든하게 지원해 주는 것이 장내 세균이다. 이런 유익균들이 활약할 수 있도록 꼭 장내 환경을 건강하게 유지하자.

그러려면 발효성 식이섬유를 섭취하는 등 장내 환경을 개선하는 식생활과 올바른 배변 습관을 갖는 것이 중요하다. 또 장의 연동 운동은 자율 신경 중 부교감 신경이 우세할 때 활발해진다. 부교감 신경은 휴식이나 수면 중에 활성화되므로 휴식 시간과 양질의 수면을 확보하는 것이 좋다.

7. 유산균을 섭취할 때는 먹이도 함께 섭취한다

장내 세균이 제대로 기능하려면 균과 그 먹이가 균의 서식지까지 도달해야 한다. 안타깝게도 유산균 음료를 섭취한다고 해서 유산균이 직접 장까지 도달하는 것은 아니다. 위를 통과할 때 위산에 의해 대부분 파괴되기 때문이다. 이 점을 고려해 최근에는 '위산에 분해되지 않는', '장까지 도달하는'이라고 홍보하는 제품들이 출시되고 있다.

유산균이 장까지 도달하면 도착한 순간에는 확실히 장내 환경을 개선해 준다. 그러니 무의미하진 않지만 더욱 효과를 높이려면 균이 제대로 발효할 수 있도록 먹이도 함께 장에 넣어 줘야 한다. 유산균이 건강하게 활동할 수 있도록 도시락을 싸 주는 것과 같은 개념이다.

이런 이유로 최근에는 프로바이오틱스probiotics(유익균) 섭취뿐 아니라 프리바이오틱스prebiotics(유익균의 먹이가 되는 식이섬유나 올리고당)와 신바이오틱스synbiotics(유익균과 식이섬유 모두) 섭취도 권장된다. 다음은 이 성분들을 함유한 주요 식품이다.

- 프로바이오틱스를 함유한 식품

  요구르트, 김치, 된장, 낫토, 식초에 절인 채소, 발효 우유 등
- 프리바이오틱스를 함유한 식품

  마늘, 양파, 바나나, 아스파라거스, 통곡물, 대두 등

최근에는 식물 유래 유산균이 위산에 잘 파괴되지 않는다는 사실이 밝혀졌다. '식물 유래'를 표방하는 유산균 제품을 섭취하는 것도 좋은 선택이 될 것이다.

8. 식이섬유 섭취량을 늘린다

식이섬유가 얼마나 중요한지 보여 주는 실험이 있다. 미국의 일반 가정에서 섭취하는 가공육 중심의 식사를 아프리카에서 태어나고 자란 사람들에게 2주 동안 먹게 했더니 대장암 위험이 크게 증가했다. 반대로 식이섬유가 풍부한 아프리카 식단을 미국인에게 2주 동안 먹게 했더니 대장암 위험이 크게 감소했다. 단 2주 만에 이 정도의 차이가 났다는 것은 식이섬유의 힘이 얼마나 강력한지를 잘 보여 준다.

이 실험은 영국 임페리얼 칼리지 런던에서 미국인과 아프리카인

각각 20명의 협조를 얻어 진행했다. 미국 피험자들의 구체적인 거주 지역은 불분명하지만 아프리카 피험자들은 남아프리카공화국의 농촌 지역 콰줄루에 거주하는 사람들이었다.

실험 중 구체적인 식사 내용은 다음과 같았다. 미국인들은 아침에 콘프리터(서양식 옥수수전), 시금치, 빨간 피망을 먹었고 점심에는 콘도그, 감자튀김, 망고를, 저녁에는 토마토, 오크라, 콘머핀, 동부콩을 먹었다. 아프리카인들은 아침에 소시지와 팬케이크, 점심에 햄버거와 감자칩, 저녁에 미트로프를 먹었다. 양쪽 모두 이 식단을 2주간 지속했다.

아프리카인처럼 식이섬유가 풍부한 식사를 하면 40대 이후에도 면역 폭주가 크게 일어나지 않고 가속 노화도 발생하지 않을 가능성이 크다. 물론 아프리카에서도 서구화에 따라 식생활이 변화하고 있다. 만약 아프리카인의 식사가 이번 실험 기간 동안 먹은 미국인의 식사와 비슷해진다면 역시 대장암 위험이 증가할 것이다.

9. 장내 환경을 개선하기 위해 탕 목욕을 한다

가속 노화를 막기 위해 유익균을 늘리는 다른 방법도 있다. 바로 체온을 높이는 것이다. 체온이 상승하면 혈액 순환이 개선되어 면역 세포가 활성화될 뿐 아니라 유익균을 증가시키고 활성화하는 효과도 있다.

온천 요법의 효과는 널리 알려져 있다. 온천에서 몸을 따뜻하게 해 체온이 40도를 넘으면 유익균이 증가하고 그 활동이 활발해져 발효가 잘 진행된다는 데이터도 있다. 반대로 몸이 차가워지면 유해균이 증가한다는 사실도 밝혀졌다. 몸속 좋은 균은 따뜻한 환경에서 증가하고 나쁜 균은 차가운 환경에서 증가한다는 것이다. 가속 노화를 방지하고 싶다면 목욕할 때 5~10분이라도 욕조에 몸을 담그고 체온을 올리는 것이 좋다.

40도 물에 10분 동안 몸을 담그면 체온이 1도 상승하고 면역력이 몇 배나 높아진다. 반대로 체온이 1도 내려가면 면역력은 60~70퍼센트 수준으로 떨어진다. 더욱이 체온이 35도 이하로 떨어지면 암세포가 증식한다는 것도 최근 연구에서 밝혀졌다.

유익균을 증가시키는 최고의 입욕법

내가 추천하고 싶은 목욕법은 여러 면에서 장점이 있는 '중탄산'

입욕법이다. 메이저리거 다르빗슈 유$^{ダルビッシュ 有}$ 선수도 이 방법의 효과를 실감한다고 해서 화제가 되었다.

혈관에서 생성되는 일산화질소^{NO}는 혈관을 확장시켜 혈액 순환을 촉진하는 역할을 한다. 흥미롭게도 중탄산 이온은 혈관 내피세포에서 일산화질소의 생성을 자극한다. 혈액의 통로인 혈관을 넓힘으로써 면역 세포의 이동이 원활해지고 체내에 축적된 노폐물 처리가 촉진된다. 여기에 온수의 온열 효과가 더해져 혈액 순환이 더욱 개선된다.

탄산수소염천 온천에 들어가면 비피더스균의 일종이 증가한다는 연구 결과가 있다. 이 효과는 같은 성분인 중탄산을 사용한 가정용 입욕법으로도 유사하게 얻을 수 있다. 중탄산 입욕법을 실천해 보면 피로를 푸는 효과가 확연히 다르다는 것을 체감할 수 있다.

중탄산 이온은 욕조에 넣기만 하면 되는 태블릿 형태의 제품(입욕제 핫탭 등)이 판매되고 있지만, 원료를 쉽게 구할 수 있으니 가정에서 직접 만들어 쓸 수도 있다. 구연산과 베이킹소다만 있으면 된다.

구연산과 베이킹소다 모두 피부에 닿는 것이므로 공업용, 식용, 약용 중 식용이나 약용을 사용하자. 비율은 구연산과 베이킹소다 1 대 1.3이다. 200리터의 일반 욕조라면 대략 구연산 200그램에 베이킹소다 260그램 정도, 탄산이 강한 것을 선호한다면 구연산 300그램에 베이킹소다 390그램 정도가 좋다. 먼저 구연산을 온수에 넣고 잘 섞은 후 베이킹소다를 넣고 잘 섞는다. 이것으로 완성이다.

면역 세포와 호르몬은 장에서도 생성된다

지금까지 면역 폭주를 멈추기 위해 일하는 장내 세균에 대해 설명했다. 마지막으로 장내 세균이 우리에게 얼마나 큰 영향을 미치는지 알 수 있는 이야기를 몇 가지 소개하겠다.

장내 세균은 성격에도 영향을 미친다. 무균실과 일반 환경에서 키운 쥐를 비교한 실험에서 무균실의 쥐는 몸에 세균을 받아들일 기회가 없기 때문에 장내 세균이 전혀 자라지 않았다. 당연히 이 쥐의 몸속에서는 조절 T세포도 자라지 않았다. 반면 일반 환경에서 자란 쥐는 세균이나 바이러스를 자연스럽게 받아들였기 때문에 조절 T세포가 제대로 생성되었다.

조절 T세포는 균과 바이러스가 키운다

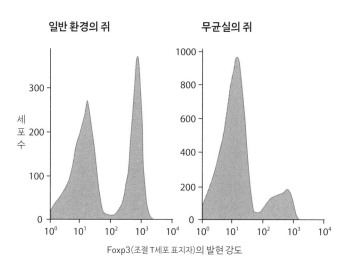

일반 환경의 쥐　　　**무균실의 쥐**

Foxp3(조절 T세포 표지자)의 발현 강도

"Induction of colonic regulatory T cells by indigenous Clostridium species"
(토착 클로스트리디움 종에 의한 대장 조절 T세포 유도)
doi: 10.1126/science.1198469

일반 환경에서 자란 쥐는 세균과 바이러스 감염으로 인해 조절 T세포가 많이 생성된 반면, 무균실의 쥐는 무균 상태이기 때문에 세균과 바이러스 감염 위험이 거의 없어서 조절 T세포가 충분히 생성되지 않았다.

무균실에서 자란 쥐는 쉽게 화를 내는 경향이 있다는 실험 결과도 있다. 장내 세균에는 정신을 안정시키는 호르몬을 생성하는 세균들도 있는데 무균 상태에서는 이런 유익한 세균들을 접할 기회가 없어 정서적으로 불안정을 겪는 것으로 보인다. 비교 대상인 일반 환경에서 자란 쥐의 성격은 온순했다. 놀랍게도 온순한 쥐의 변을 무균실의 쥐에게 투여하면 성격이 온순해졌다.

지나치게 깨끗한 환경에서 살면 조절 T세포가 생성되지 않아 문제가 된다. 현재 전 세계, 특히 선진국 사람들이 지나치게 깨끗한 상태로 살고 있다. 내가 우려하는 것은 지난 30년 동안 쉽게 화를 내는 아이들, 발달장애나 우울증을 앓는 아이들이 현저히 증가했다는 점이다. 물론 쥐 실험을 그대로 인간에게 적용할 수는 없지만 아이들의 변화는 주변 환경이 너무 깨끗해진 것과 무관하지 않은 것 같다. 이런 의미에서도 지나친 제균과 살균 경향은 재고해 봐야 하지 않을까?

장내 세균이 대단히 좋은 사람이 많은 직업은?

가장 이상적인 장내 세균을 가진 사람은 바로 승려, 그중에서도 수도승이다. 수도승은 매우 규칙적인 생활을 한다. 적당히 신체 활동을 하고 명상에 집중한다. 음식 섭취량이 그리 많지 않고 채식 위주의 식사를 한다. 죽이나 밥을 기본으로 나물, 약간의 채소와 단백질을 곁들인 식단은 식물성 재료 중심으로 구성되어 매우 소박하다. 사람의 면역을 고려할 때 최상의 식단이라고 할 수 있다. 수도승 같은 식생활을 목표로 하기는 쉽지 않지만 머릿속에 기억해 두면 좋다.

현대인의 식사는 1950년대 이후 현재까지 급격히 서구화되었다. 그 전에는 사찰 음식까진 아니더라도 그에 가까운 식사를 했다. 19세기 일본에 온 유럽인들은 소박한 식사에 비해 일본인들이 매우 건강하고 힘이 센 것을 보고 놀랐다고 한다. 그 시대의 택배 기사 역할을 했던 사람들은 하루에 200킬로미터를 달려 에도(지금의 도쿄)에서 교토까지 이틀 반 만에 도착했다는 기록이 남아 있다. 인력거를 끄는 사람들은 14시간 연속으로 달렸다고 한다. 육식을 좋아하는 유럽인들의 눈에 소박해 보였을 식사는 식이섬유가 풍부했다. 이런 식단이 매우 다양한 장내 세균을 만들어 인체의 운동 능력을 최대한 끌어올릴 수 있었을 것이다.

당시 일본인은 발효 식품과 식이섬유가 많은 음식 위주로 식사했고 항생제도 전혀 복용하지 않았다. 당연히 장내 환경이 지금보다 훨씬 좋은 사람이 많았을 것이다. 에도 시대의 식사와 생활 스타일은 현대인의 장내 환경 개선을 위해 참고할 만한 부분이 많다.

행복 호르몬도
장내 세균이 만든다

장내 세균이 행복 호르몬으로 알려진 세로토닌, 도파민, 베타 엔도르핀의 전구체前驅體, 즉 호르몬의 기본이 되는 물질을 만들고 있다는 점도 간과할 수 없다. 세로토닌은 흥분을 억제하고 심신을 이완시켜 마음을 안정시키는 작용을 한다. 세로토닌의 원료가 되는 트립토판 대부분을 장내 세균이 만든다. 실제로 95퍼센트의 세로토닌이 장에서 만들어진다. 뇌에서 생성되는 것은 5퍼센트에 불과하다. 그럼에도 지금까지는 물질이 장에서 뇌로 가는 일은 없다고 여겨져 왔다.

78쪽에서도 언급했듯이 산소 같은 영양소뿐 아니라 염증성 사이토카인도 혈액-뇌 장벽을 통과해 신경계로 들어간다는 사실이 밝혀졌다. 이런 물질은 일반적으로 몸에 해롭지만 그런 일이 가능하다면 좋은 물질도 들어갈 수 있다는 이야기가 된다. 최근에는 95퍼센트나 되는 세로토닌이 장에서 만들어진다면 뇌에 영향을 미치지 않을 리가 없다는 견해도 제시되었다.

그 밖에도 도파민은 의욕과 집중력, 옥시토신은 애정과 신뢰감, 베타 엔도르핀은 '뇌 내 모르핀' 같은 고양감과 진통 효과가 있는 호르몬이다. 이런 호르몬에 대해서도 자세한 수치는 아직 알려지지 않았지만 장에서 전구체를 합성하거나 장내 세균이 장신경계를 통해 간접적으로 합성을 촉진한다. 심신의 이완과 안정감, 집중력, 신뢰감, 고양감을 얻는 데 있어서 장이 얼마나 중요한지 알 수 있다.

장과 뇌의 관계는 매우 밀접하다. '미주 신경'(열째 머릿골 신경으로 내장에 대부분 분포한다. 부교감 신경 중 가장 크다)이라는 굵고 큰 신경이 장을 통과해 뇌와 직접 연결되어 있다. 그래서 스트레스가 쌓이면 식욕이 없어지는 등 뚜렷한 영향이 나타난다. '장 신경계'라는 독자적인 신경 네트워크를 가지고 있고 행복 호르몬의 전구체를 만드는 장은 '제2의 뇌'라고도 불린다. 최근에는 기능의 중요성을 생각하면 '제1의 뇌'로 불러야 한다는 의견도 있다.

진화 과정에서는 뇌보다 장이 먼저 생겼으며 뇌가 없는 생물은 있어도 장이 없는 생물은 없다. 수정란이 세포분열을 거듭하며 성장할 때도 가장 먼저 만들어지는 것이 장이다. 그만큼 중요하기 때문에 질병으로 장 절제 수술을 할 때는 상당히 높은 위험을 감수해야 한다. 이 점을 제대로 이해하는 의사는 미주 신경을 남겨 두고 수술을 한다. 그렇게 하면 쥐 실험의 사례에서처럼 수술 후에도 감정에 이상을 일으키지 않고 정상적인 생활을 할 수 있다. 하지만 그런 배려 없이 수술을 하면 사람이 바뀐 게 아닌가 싶을 정도로 성격이 변하는 경우도 있다.

장 기능이 약해지면 행복 호르몬의 전구체를 제대로 생성하지 못해서 감동적인 장면을 봐도 호르몬이 분비되지 않아 별로 반응하지 않게 된다. 나이가 들면서 수술을 받지 않은 경우에도 감각이 둔해지는 현상은 장내 환경 악화와 관련이 있을 것이다.

제왕절개 분만이 증가함에 따라 아이들에게 늘어난 질환

최근 몇 년간 일본에서 제왕절개 분만이 과거보다 증가해 전체 출산의 4분의 1을 차지하게 되었다. '계획된 제왕절개'가 증가했기 때문이다. 제왕절개는 출산 날짜를 미리 정할 수 있어 임산부와 가족들이 출산 준비를 하기 쉽다는 장점이 있다. 제왕절개의 증가 추세에는 의료진의 편의도 작용한 것으로 보인다. 의사들에게 제왕절개는 일정 관리가 용이하고 보험이 적용돼 권유하기 쉽다는 장점이 있다. 어찌 보면 의료진에게 더 많은 이점이 있어 제왕절개가 증가하는 것이 아닌가 하는 생각이 든다.

산부인과 의사들은 정확한 시간을 예측하기 어려운 출산에 대응해야 하므로 업무가 힘들고 소송 위험도 높아 지원자가 부족한 상황이다. 계획된 제왕절개가 증가한 배경에는 이런 사정도 있을 것이다. 그와 동시에 간과할 수 없는 현상들도 증가하고 있으므로 국가는 산부인과 의사가 부족한 상황을 해결할 수 있는 체계를 시급히 마련해야 할 것이다.

제왕절개 분만의 증가와 함께 몇몇 아동 질병이 증가했다. 알레르기, 신경발달 장애, 정신질환, 비만 등이다. 나는 이것이 아기가 엄마의 산도를 통과하지 않은 것과 관련이 있다고 추측한다. 자연분만에서는 아기가 산도를 통과할 때 엄마로부터 많은 질내 세균을 받는다. 아기는 엄마의 산도를 회전하며 통과하고 마지막에는 뒤쪽, 즉 엄마의 항문 쪽을 향해 나오는데 이는 엄마로부터 장내 세균을 받기 위해서라고 한다.

이런 이유로 최근에는 제왕절개로 태어난 아기에게도 엄마의 질액을 일부러 거즈에 묻혀 주기도 한다. 인류가 지속해 온 자연스러운 섭리가 얼마나 합리적인지 놀라울 따름이다.

아기에게 항생제를 주면 비만 위험이 증가한다

장내 환경은 3세 무렵에 결정된다. 출산할 때 엄마의 산도에서 받는 장내 세균 외에도 모유, 가족, 3세 때까지의 생활 환경 등에서 영향을 받아 장내 환경이 정착된다. 그런 의미에서 유아기는 장내 환경을 결정하는 중요한 시기다. 이때 항생제를 과다하게 사용하면 장내 플로라의 균형이 무너져 면역 체계 발달이 지연되고, 면역 폭주를 일으키거나 음식으로부터 에너지가 과다 흡수되고 식욕 조절이 제대로 되지 않을 우려가 있다.

실제로 생후 6개월에서 1세 사이에 항생제를 복용하면 7~10세에 비만이 될 위험이 높다는 연구 논문도 있다. 이것만 고려해도 장내 세균이 얼마나 중요한지 알 수 있다. 항생제 사용은 신중히 결정하는 것이 좋다. 그리고 세균을 단순히 해로운 존재로만 여기지 말고 바르게 인식해야 한다.

장내 환경은
삼대에 걸쳐 정착된다

장내 세균은 부모에서 자녀로, 자녀에서 손자로 대대로 이어진다. 하지만 여기에 또 하나의 흥미로운 연구가 있다. 쥐를 대상으로 한 실험인데 장내 환경에 좋지 않은 음식을 먹었을 경우 1세대(부모)가 식사를 개선하면 좋은 상태로 돌아갈 수 있다. 2세대(자녀)도 식사를 개선하면 아직 좋은 상태로 돌아갈 수 있다. 그러나 만약 나쁜 식사를 3세대(부모, 자녀, 손자)까지 계속한다면 손자가 식사를 개선해도 장내 환경이 좋은 상태로 돌아가지 않는다는 사실이 밝혀졌다. 이 또한 인간에게 그대로 적용할 수 있는지는 확실하지 않지만 우리에게 시사하는 바가 크다.

현대인의 식사는 1950년대부터 급속히 서구화되었다. 그렇다면 당시 젊은 세대였던 어르신들의 손자들이 지금의 젊은 층 아닐까? 따라서 식생활을 바꾸려면 바로 지금이다. 물론 부모-자녀-손자 3대에 걸쳐 장내 환경에 좋지 않은 식사를 계속해 온 경우의 이야기지만 개선하려면 지금이 마지막 기회일 수 있다.

내 몸에서 가장 많은 유전자는 누구의 것인가?

이상한 질문이라고 생각할 수도 있지만 한번 생각해 보자. 인간의 유전자 수는 약 22,000개에 달한다. 그렇다면 장내 세균은 어떨까? 무려 100만 개다. 약 45배나 많은 수다.

감기 증상을 일으키는 세균과 바이러스도 유전자를 갖고 있다. 우리 몸은 외부에서 새로운 유전자가 들어오면 경계 태세를 갖추고 공격 면역이 작동한다. 그런데 장내 세균은 우리 몸의 유전자와 다른 유전자를 지닌 외부 미생물임에도 몸이 이물질(적)로 인식하지 않아 공격하지 않는다.

장내 세균이 공격당하지 않고 우리와 완전히 공생하고 있는 이유는 생명의 기원과 진화 과정에서 비롯되었다. 장내 세균은 아주 오래

전부터 이미 장에 존재해 왔다. 장내 세균이 인간을 만들었다고 할 정도다.

장이 없는 생물은 없다. 동물뿐 아니라 곤충과 미생물에도 장이 있다. 아직 자세히 파악되지는 않았지만 아마도 모든 생물의 장에는 장내 세균이 있을 것이다. 음식을 먹으면 반드시 균이 체내로 들어가기 때문이다. 인간이라는 생물이 태어나기 훨씬 전부터 모든 생물과 균은 공생 관계를 이어 오고 있었다.

인류의 선조가 육지에 오른 것은
공생이 가능했기 때문이다

시간을 더 거슬러 올라가면 세포 내에서 에너지를 생성하는 미토콘드리아도 원래는 인간 내부에 존재하지 않았다. 물론 미토콘드리아를 흡수한 것은 인간이 아니라 우리의 아주 먼 선조였다. 우리의 선조들은 원래 바닷속에 살았고 공기 중으로 나올 수 있을지 알 수 없는 생물이었다. 공기 중으로 나오려면 산소를 흡수해야 했기 때문이다.

미토콘드리아의 원형이 된 생물은 산소를 사용해 많은 에너지를 생성할 수 있는 호기성 세균이었다. 이것이 '고세균古細菌'으로 분류

되는 어떤 단세포 생물 내부로 흡수되어 미토콘드리아가 되었다. 이렇게 해서 우리 선조들은 산소를 에너지로 사용할 수 있게 되어 공기 중에서도 쉽게 생활할 수 있었다. 이를 '세포 내 공생설'Endosymbiont Hypothesis이라고 한다.

세포가 미토콘드리아의 원형 생물과 잘 공생할 수 있었기에 인간의 조상이 바다에서 나올 수 있었던 것처럼 다양한 생물들이 장내 세균을 흡수하고 공생하면서 살아왔다. 나쁜 세균을 흡수한 생물은 결국 죽고 좋은 세균을 장내에 보유하고 공생해 온 생물만이 살아남았다. 그렇다 보니 무려 100조 개의 균이 장내에 존재하게 되었다.

단순한 옛날이야기가 아니다. 지금도 나쁜 장내 세균을 보유한 생물은 면역 폭주를 일으키고 가속 노화해 일찍 목숨을 잃을 수 있다는 이야기다. 다른 생물들과 달리 인간은 새로운 지식을 바탕으로 삶의 방식을 스스로 선택할 수 있다. 부디 현명한 선택을 하자.

흙이 묻은 채소를 먹어야 하는 진짜 이유

요즘 수경 재배가 걱정스럽다. 수경 재배는 흙을 사용하지 않고 화학비료를 주어 채소를 성장시킨다. 농약을 사용할 필요가 없다는 장점이 있지만 정말 흙 없이 채소를 재배해도 되는지 의문이다. 채소를 먹는 데는 비타민과 미네랄 공급 외에도 미생물을 섭취하고 생물 다양성을 유지하는 의미도 있다고 생각한다.

흙에는 유산균, 낫토균, 효모균, 누룩균, 리조푸스균 등 다양한 균과 미생물이 존재한다. 우리 선조들은 균과 미생물을 발견해 음식에 넣거나 된장을 만들면서 풍부한 식문화를 구축해 왔다. 흙이나 가축과 접촉하는 사람들은 꽃가루 알레르기가 적다고 했는데, 그런 점을 고려하면 흙에서 멀어졌을 때의 위험성을 간과할 수 없다.

▸ 알레르기, 암, 당뇨도 면역과 관련되어 있다.

▸ 많은 약이 면역에 기반한 '항체 약'이 되어 왔다.

▸ 면역은 '병이 나아도 돈이 되지 않는' 구조가 문제다.

제4장

내 몸을 지키는 힘,
왜 무너졌을까?

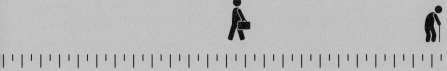

당뇨 환자가
계속 늘어나는 이유

앞에서 지난 50년간 당뇨 환자가 50배나 증가했고 약물로는 치료할 수 없다고 이야기했다. 내가 이런 상황에 계속 의문과 분노를 품어온 것은 개인적인 쓰라린 경험 때문이다. 그 과정에서 현재의 치료 방식이 대부분 잘못된 것이 아닌가 하는 생각에 이르렀다. 근본적인 치료를 하지 못하고 대증 요법에 그치기 때문에 아무리 시간이 지나도 병이 낫지 않는 것이라고 생각하게 되었다.

나는 외국계 제약회사에서 당뇨 진단 약을 개발했다. 당시 많은 제약회사가 매년 '이 약으로 당뇨가 치료됩니다'라며 병원에서 당뇨 치료 약에 대해 강연하고 홍보를 했다. 하지만 당뇨 환자는 전혀 줄어들지 않았고 오히려 늘어났다. 왜일까? 뭔가 이상했다. 나는 약물이 일시적으로 인슐린 수치를 증가시킬 수는 있겠지만 과연 이것이 당뇨의 근본적인 치료가 될 수 있는지 의문을 품게 되었다.

그런 생각은 이전부터 느껴 온 의료에 대한 의문이 쌓인 결과이기도 했다. 나는 '방사면역 측정법'Radioimmunoassay을 개발한 미국 물리학자 로절린 앨로Rosalyn Yalow 와 생리학자 솔로몬 버슨Solomon Berson이 일본에 왔을 때 호르몬 연구·개발 기회를 얻었다.

이전부터 당뇨 환자의 체내에 인슐린이 부족하다는 사실은 알려져 있었다. 그렇다면 인간의 인슐린과 구조가 매우 유사한 돼지의 인슐린을 인간에게 주사하면 되지 않을까? 그런 생각으로 당시 의학계에서는 돼지 인슐린을 당뇨 치료에 사용했다. 이 치료법은 처음에는 좋았으나 점차 환자의 상태가 나빠졌다. 왜 그럴까? 이 의문을 해결하기 위해 앨로와 버슨은 '방사성 동위원소'를 사용해 검출하기 쉬운 인슐린을 준비해서 환자의 혈액에 주사해 조사했다.

그 과정에서 인간의 혈액에서 돼지 인슐린에 대한 항체가 생성되며 이 항체가 인간 인슐린까지 공격한다는 사실을 발견했다. 구조가 비슷하더라도 동일하지 않은 다른 생물의 인슐린을 그대로 사용하는 것은 문제가 있다는 뜻이었다. 이 사실은 '항체를 사용하면 항원의 양을 측정할 수 있다'라는 발견으로 이어졌다. 이렇게 두 사람은 세계 최초로 인슐린 측정에 성공했다.

하지만 이 사실을 증명한 논문은 당시 당뇨병 학회에서 인정받지 못했다. 이유는 간단하다. 당시 학회의 주장 및 생각과 일치하지 않았기 때문이다. 앨로는 1977년 '방사면역 측정법' 발견으로 노벨 생리의학상을 수상했지만 발견에서 수상까지 25년이나 걸렸다. 이는 학회의 영향이 컸기 때문 아닐까?

방사면역 측정법은 호르몬과 같은 극미량 물질까지 정밀하게 측정할 수 있어서 다양한 질병에서 나타나는 징후를 보여 주는 '표지자' 검사에 널리 사용된다. 나 또한 호르몬 측정에 관한 연구를 할 때 기본적으로 이 측정법을 따랐다.

항암 치료가 면역을 약하게 만든다?

면역에 대해 더 깊이 배우기 위해 오사카대학교에서 의학박사 학위를 취득했고 뒤이어 B형 간염의 표지자 측정에 관한 연구·개발을 맡게 되었다. 그 과정에서 B형 간염과 관련된 여러 가지 무서운 사례를 목격했다. B형 간염은 혈액이나 체액을 통해 전파되는데 주로 출산 시 혈액을 통한 모자 감염, 수혈이나 주삿바늘 재사용 등으로 감염된다.

B형 간염 표지자를 개발한 후 B형 간염 바이러스에 감염된 환자들이 암 치료를 시작하자마자 사망하는 사례가 많다는 사실을 알게 되었다. 연구를 통해 파악한 것은 B형 간염에 한 번 감염되면 증상이 사라져도 바이러스가 체내에 남아 면역 체계가 지속적으로 싸운다는 점이었다. 항암 치료로 면역이 억제되면 B형 간염 바이러스가 급격히 증식하고, 이로 인해 생명에 위협을 줄 수 있는 '급성 간염'으로 발전하는 것이다. 결국 환자들은 암으로 사망한 것이 아니라 B형 간염 바이러스의 재활성화로 인한 급성 간염으로 사망한 것이다.

항암 치료는 골수의 기능을 저하시킬 수 있는 강력한 부작용이 있다. 면역 세포는 골수에서 생성되며 항암제를 사용하면 특히 공격 면역 세포 중 하나인 호중구의 수가 크게 줄어든다. 이로 인해 B형 간염 바이러스에 감염되어 급성 간염이라는 심각한 상태에 빠져서 사망에 이를 수 있다. 이 사실은 암뿐만 아니라 면역을 억제하는 치료를 받는 모든 질병에 해당한다. 류머티즘, 자가면역질환, 바제도병Basedow(갑상샘 항진증의 대표적인 질환으로, 특히 눈알이 튀어나오며 갑상샘종을 수반하는 경우를 말한다)도 마찬가지다.

이 사실을 깨달은 나는 전국 병원을 방문해 강연을 했다. 하지만 대부분 무시하거나 귀 기울여 주지 않았다. 그러다가 항암 치료 중 환자가 갑자기 사망하는 사건이 발생하자 일부 의사들이 사망 이유에 대해 의문을 가졌고, 사망한 환자의 가족들에게 1억~2억 엔의 배

상금을 지급해야 했던 병원에서도 '그래서 이렇게 되었구나' 하며 비로소 이해하게 되었다. 항암 치료와 B형 간염 바이러스의 상관 관계에 대한 인식이 조금씩 확산되었고 1993년 드디어 후생성(현 후생노동성, 일본의 보건복지부)이 'B형 간염 치료 가이드라인'을 제정했다. 이 지침에 따라 항암제 치료를 시작하기 전에 B형 간염 감염 여부를 확인해야 한다는 규정이 생겼다. 면역 억제 치료를 받을 때는 반드시 B형 간염 바이러스 감염 여부를 확인해야 한다.

그 후 나는 C형 간염 표지자를 개발했다. 1990년대 당시 매년 4만 명이 혈액을 통해 감염되던 상황에서 이 표지자가 완성되었을 때, 후생성과 혈액센터에서는 필요 없다고 반응했다. 그럼에도 나는 강연을 시작했다. 처음에는 청중이 단 한 명에 불과했지만 매년 수만 명이 감염되는 사태를 막기 위해 노력했다. 청중 수는 점점 늘었고 활발하게 정보를 알린 결과, 현재는 B형 간염과 유사하게 연간 1,000만 건의 검사가 이루어지고 있다. 기자회견에서 '이제 C형 간염 바이러스에 의한 수혈 후 감염은 제로가 될 것'이라고 발표했을 때는 과장된 주장이라는 반발이 있었으나 지금은 그 목표가 이루어졌다.

C형 간염에 걸리면 바이러스가 간세포에 침투해 증식하고 면역 체계가 이를 공격하면서 간세포도 파괴된다. 이 과정이 지속되면 간경변이나 간암으로 이어질 수 있다. 특히 증상이 뚜렷하지 않아 감염 사실을 모르는 경우가 많아서 대다수가 약 30년 후 간암에 걸린다.

장기적인 경과로 인해 의사도 인지하기 어려웠던 것으로 보인다.

C형 간염 환자가 존재하는 동안에는 간암 환자 수도 줄지 않았으나 표지자 도입으로 간암 발생이 억제되면서, 다른 암 환자가 증가하는 중에도 C형 간염으로 인한 간암 환자는 크게 감소했다. B형과 C형 간염은 모두 40세 이상에게 많이 나타나는 질병이다. 현재 40세 이상이고 한 번도 간염 검진 경험이 없다면 꼭 검진을 받아 보길 바란다.

감기보다 무서운 병, 왜 자꾸 생길까?

이후 나는 에이즈 표지자를 개발하게 되었다. 에이즈의 공식 명칭은 '후천성 면역결핍증'acquired immune deficiency syndrome, AIDS으로, 인간 면역결핍 바이러스human immunodeficiency virus, HIV에 의해 면역 세포가 감염되어 면역 체계가 파괴되는 병이다. 주로 공격 역할인 헬퍼 T세포와 대식세포가 감염 대상이 된다. 에이즈는 면역과 관련된 질병으로 다양한 질병이 면역 시스템의 손상과 연관되어 있음을 보여 준다.

당시 면역학은 의학 교육에서 그 중요성이 간과되고 있었다. 학생들이 시험에 합격하기 위해 최소한의 용어만 암기하면 되는 상황이었다. 그러나 B형 간염, C형 간염, 에이즈 같은 질병들은 모두 면역 시스템과 관련이 있었고, 그 사실이 알려지면서 사람들은 점차 면역 연구에 관심을 갖게 되었다.

이 시기에 호주 멜버른대학교 명예 교수 피터 도허티 Peter Doherty 와 만날 기회가 있었다. 도허티 교수는 킬러 T세포가 바이러스에 감염된 세포를 인식하는 메커니즘을 밝혀 1996년 노벨 생리의학상을 수상한 인물이다. 그는 "면역학은 연구실에서 소규모로 진행될 학문이 아니다. 많은 사람이 알아야 의미가 있다."면서 면역학의 중요성을 널리 알리는 것이 필수적이라고 강조했다. 나는 이런 경험을 통해 면역학을 더 많은 이에게 알리고 실용적인 지식을 전파하겠다는 결심을 하게 되었다.

내가 신입사원이었을 때 제약회사의 꽃은 암 표지자였다. 암은 많은 사람이 사망하는 질병이기 때문에 신속하게 개발해야 했고, 회사도 특히 기대를 걸고 있었다. 반면 내가 담당하던 호르몬 측정은 조연에 불과했다. 호르몬 수치가 조금 변동한다고 해서 사람의 생명에 직접적으로 연결되지는 않기 때문에 '꽃'이 될 수도 없었다. 그런 이유로 내가 준비한 실험 재료와 기구는 금방 암 연구팀 사람들의 차지가 되어 버렸다. 어쩔 수 없이 그들이 사용한 후, 씻고 말려서 밤중에 내 실험을 하곤 했다.

이런 일이 반복되면서 의기소침할 때도 있었다. 하지만 호르몬 측정은 다양한 질병과 관련이 있기 때문에 여러 분야 전문 교수님들의 이야기를 폭넓게 들을 수 있었다. 그 경험은 의료 산업의 현황을 이해하는 데 큰 도움이 되었다. 그래서 비로소 볼 수 있게 된 것들도 많았던 것 같다.

시간이 흐를수록 현재 진행되고 있는 치료의 많은 부분이 잘못된 게 아닐까 하는 의구심이 점점 커졌다. 증상 완화에만 집중하고 그때그때 나타나는 문제만 치료하면 된다는 접근 방식 때문에 근본적인 치료가 이루어지지 않는 것은 아닌지 우려스러웠다.

물론 임시방편적이고 대증적인 치료가 아닌 진정한 의미의 치료를 하는 의사들도 존재한다. 하지만 제약회사들이 여전히 일시적으로 증상이 멈추는 약을 다수 개발하고, 그런 약들의 판매 금액이 비약적으로 증가하는 모습을 지켜보면서 환자들이 원하는 약을 그때그때 처방하는 치료가 여전히 의료 현장에서 주류를 이루고 있다고 느낀다.

중요한 것은 이런 불편함의 근본 원인이다. 결국 면역과 관련이 있다. 당시에는 의학계에 '면역 폭주'(만성 염증)라는 개념이 없었고 나도 그 정도까지 언어화할 수 없어서 이를 '면역 붕괴'라고 표현했다. 최근 10년간 의학계 전체에서 급속히 연구가 진행되어 '만성 염증'이라는 용어로 집약되었다.

알레르기 증상만 없애는 치료, 정말 괜찮을까?

알레르기를 억제하기 위해 사용되는 스테로이드제는 세포 내에서 염증에 관여하는 유전자의 발현을 조절하는 기능이 있다. 이 과정에서 면역 체계가 억제된다. 스테로이드제를 복용하면 뼈 형성이 저해되고 뼈의 재생 시스템이 정상적으로 작동하지 않게 되어 뼈가 약해지는 부작용이 발생할 수 있다. 또한 장에서 칼슘 흡수를 억제해 뼈 밀도가 감소한다. 천식 발작과 같은 긴급 상황에서는 스테로이드제 사용이 필수적이다. 그러나 면역이 억제되면 노화와 질병이 진행될 수 있으므로 장기적인 사용은 피하는 것이 좋다.

알레르기 치료제 외에도 스테로이드가 포함된 약물이 많으므로 처방된 약을 잘 확인해야 한다. 사람들은 꽃가루 알레르기처럼 심한 증상이 나타날 경우 즉각적인 효과를 원하는 경향이 있다. 증상이 너무 심하면 참기 힘들고, 중요한 일이 있을 때는 증상을 완화하고 싶은 간절한 마음도 이해한다. 이런 상황에서는 부작용이 있더라도 증상을 즉각적으로 완화하는 스테로이드제 등의 약을 처방하는 의사가 명의로 여겨질 것이다. 하지만 환자는 스테로이드제 복용으로 면역이 억제되고 체내 재생 시스템이 제대로 작동하지 않아 다른 질병이나 통증을 겪을 위험이 커질 수 있다.

환자의 건강을 고려하는 의사는 "꽃가루 알레르기는 면역 문제입니다. 우선 그것을 치료합시다."라고 한다. 안타깝게도 완치까지 시간이 걸리기 때문에 환자들은 이런 의사를 좀처럼 명의라고 생각하지 않는다. 그러나 면역 균형을 맞추느라 힘든 것은 처음 몇 년뿐이고 10년 후에는 분명히 알레르기가 치료될 것이다. 아마 스테로이드제를 계속 사용한다면 10년 후에도 알레르기 비염에서 벗어나지 못할 것이다.

근본적인 치료에 대한 고민없이 그때그때 약만 처방하는 의사를 명의로 여기지 말아야 한다. 더불어 환자 자신도 초기에는 힘들더라도 치료를 위해 노력해야 한다. 이런 의식의 변화가 세상을 더 나은 방향으로 변화시키는 힘이 될 것이다.

항암제는 암세포뿐 아니라
면역 세포도 공격한다

항암제는 골수 기능을 저하시켜 면역 시스템의 일종인 호중구 수를 크게 감소시킨다. 암은 면역 시스템의 과도한 반응으로 인해 손상을 입은 상태에서 진행되기 때문에 항암제가 면역에 추가적인 부담을 주는 것은 매우 위험하다. 실제로 항암제 부작용 목록에는 '악성 종양의 재발'이라는 항목이 포함되어 있다.

항암제는 암세포를 죽이기 위한 치료제지만 정상 세포도 함께 파괴하는 특성이 있다. 독으로 독을 제어하는 치료 방식으로, 결과적으로 손상된 세포와 사망한 세포가 증가해 면역 세포의 부담이 늘어나고 면역 세포 자체도 상당한 피해를 본다. 따라서 암세포를 죽일 수 있더라도 새로운 암세포가 발생할 위험이 있으며 이것이 재발인지 새로 발생한 것인지 불분명한 상황이 되고 만다.

암을 조기에 발견하고 면역 폭주 정도가 낮은 경우에는 항암제 치료로 손상을 입어도 면역 세포가 이겨 내기도 한다. 그러나 면역 폭주 상태에서 항암 치료를 받으면 매우 위험하다. 어느 정도 암을 제거할 수 있더라도 더 심각한 상황으로 악화될 가능성이 충분히 있다.

항암 치료로 면역력이 떨어지는 것은 면역 세포가 손상을 입기 때문만이 아니다. 손상을 입는 다른 존재도 있는데 그중 하나가 장내 세균이다. 면역 세포의 중요한 파트너인 장내 세균도 항암 치료 과정에서 심각하게 손상된다.

암의 근본 원인에는 면역 폭주가 있으며 본래 해야 할 일은 장내 환경을 개선하고 면역 세포들이 활발하게 활동할 수 있는 상태로 만드는 것이다. 이런 관점에서 볼 때 항암 치료는 본말이 전도된 것이 아닌가 하는 생각을 하지 않을 수 없다.

암 유전자 검사의 정답률은 겨우 5퍼센트다

암 치료법의 하나로 '유전자 검사'genetic analysis가 있다. 유전자 배열에서 암 발생과 관련된 변화를 조사하는 검사다. 특정 조건을 충족하는 경우, 예를 들어 이미 암이 발병한 경우에는 보험 적용을 받을 수 있지만 그렇지 않을 때는 비교적 비용이 많이 든다고 알려져 있다.

유전자 검사에는 일부 유전자를 조사하는 '암 유전자 검사'와 여러 유전자를 동시에 조사하는 '암 유전자 패널 검사'가 있다. 암 유전자 패널 검사는 주로 암 치료 중인 환자에게 시행되지만 검사 자체는 병력이 없어도 원하면 받을 수 있으므로 필요하지 않은 환자에게도 권장하는 경우가 종종 있다.

부모 중 한쪽 유전자에서 암 발생과 관련된 변화가 발견될 경우 자녀에게 그 변화가 유전될 확률은 50퍼센트다. 그러나 전체 암 환자 가운데 유전적 요인이 강하게 작용하는 암은 전체의 5~10퍼센트에 불과하다. 나머지 90~95퍼센트는 생활 습관이나 환경 요인에 의해 발병한다는 이야기다.

따라서 이 검사는 암 가족력이 있어서 발병 위험이 높은 상황에서는 의미가 있지만 그렇지 않은 경우 굳이 비용을 부담하면서 검사받을 필요가 있는지 의문스럽다. 그럼에도 '암은 두 명 중 한 명이 걸리는 질병이니 예방 차원에서라도 한번 검사해 보라'는 식으로 권하면 불안해져서 검사를 받게 된다.

대부분의 약이
항체 약이 되어 가는 이유

지금까지 보편적으로 사용하는 의약품은 대부분 화학합성물질로 제조되었다. 이는 바이러스와 암세포뿐만 아니라 표적이 아닌 것들에도 작용하기 때문에 종종 부작용이 발생했다. 반면 항체 의약품은 면역계의 B세포가 생성한 항체를 복제하고 증식해 사용한다. 이 방식은 특정 병원체에 대한 공격을 강화해 부작용을 줄이고 치료 효과를 높일 가능성을 제공한다.

항체 의약품 기술은 1975년에 시작되어 현재까지 100종 이상의 제품이 미국, 일본, 유럽에서 승인되었다. 일본에서는 암, 류머티즘, 천식, 아토피 피부염, 노인성 황반변성증 등 다양한 질환에 대해 50종 이상의 항체 의약품이 사용되고 있다. 최근에는 알츠하이머형 치매에 대한 항체 의약품도 개발되었다. 이 질병은 뇌에 아밀로이드 베타 단백질이 축적되어 인지 기능에 장애를 일으키는데, 항체로 이 성분을 파괴하는 데 도움을 주려는 것이다.

참고로 항체는 외부에서 침입한 물질에만 반응해 몸에서 만들어진다고 생각하기 쉽지만 꼭 그런 것은 아니다. 공격 대상이 되는 물질을 유전자 분석을 통해 파악하고 그에 반응하는 물질을 찾아내면 컴퓨터를 통해 항체를 설계 및 생산할 수 있다. 항체 의약품은 인간의 항체를 복제하거나 컴퓨터를 이용해 설계하기도 하고 쥐, 대장균, 담뱃잎 등을 이용해 생성된 항체를 활용하기도 한다. 이런 의약품들을 '생물학적 제제(바이오 의약품)'라고 한다.

최근 많은 약물이 항체 의약품으로 전환되고 있으며 이는 면역 세포의 활동을 지원하는 방향으로 발전하고 있다. 이런 변화는 면역력이 만병통치 약임을 보여 주는 증거가 아닐까?

10년 전만 해도 면역은 그럴듯하지만 근거 없는 이야기로 취급받았다. 하지만 지금은 암 치료에서도 외과 수술, 항암제, 방사선 치료와 함께 면역 요법이 중요한 치료 방법으로 자리 잡았다. 치료가 어려운 류머티즘과 교원병의 원인이 면역에 있다는 사실이 밝혀지면서 '공격 중지' 신호(항염증성 사이토카인)와 조절 T세포를 약물로 활용하는 방식이 치료에 크게 기여하고 있다. 이로 인해 면역에 대한 시각이 점차 변하고 있다.

그러나 의료 현장에서 면역력을 높이는 '지도'는 가능하지만 실제 '진료'는 여전히 어렵다. 앞에서 꽃가루 알레르기 사례를 통해 어떤 의사가 명의인지 이야기했지만 "면역 폭주를 해결합시다!"라고 말하는 의사는 찾기 어렵다. 치료에 시간이 걸리고 환자들이 불편해할 뿐 아니라 경제적 이익이 없기 때문이다.

예를 들어 "조절 T세포를 늘리기 위해 베타글루칸이 많이 함유된 버섯을 드세요."라고 하면 의사는 전혀 수익을 얻지 못한다. '식단 지도'라는 명목으로 국가에서 일부 진료 보수를 받을 수는 있지만 병원 운영을 유지할 만큼은 아니다. 따라서 기존 의학과 면역을 공존시키며 최적의 치료를 모색하려면 진료 보수 제도를 재검토할 필요가 있다고 생각한다.

왜 면역 강화 약은 잘 안 나올까?

면역에 관해서는 항체 의약품 등 다양한 형태로 약이 개발되고 있지만 이를 약으로 해결하기는 매우 어렵다. 면역이 다루는 영역이 매우 광범위해서 데이터 상으로 인과관계를 명확히 나타내기 힘들기 때문이다.

약은 기본적으로 '일약일효'一藥一效라는 원칙에 따라 특정 약물을 복용했을 때 기대되는 효과가 하나여야 한다. 그러나 발효성 식이섬유인 베타글루칸을 섭취하면 면역과 관련해 장내 환경 개선, 면역 균형 조절, 유산 방지, 우울증 및 알츠하이머형 치매 개선 등 여러 가지 효과를 기대할 수 있다. 이처럼 면역 관련 효과는 매우 다양하다.

의약품을 승인 받기 위해서는 작용뿐만 아니라 부작용도 모두 제시해야 한다. 부작용에는 나쁜 작용뿐 아니라 좋은 작용도 포함된다.

또한 체중에 따른 용량의 상한선과 하한선도 명시해야 한다. 하지만 면역은 개인의 체내 환경에 크게 영향을 받기 때문에 모든 효과를 명확히 제시하기가 어렵다. 이런 성질은 약물에도 어느 정도 해당되겠지만 면역은 그 범위가 약물보다 훨씬 넓다. 이런 이유로 면역력을 높이는 약품을 신청하는 제약회사가 없는 것이다.

면역력을 높이는 약이 있다면 그것은 한방과 유사한 것일 수 있다. 신약(서양 약, 화학합성 약)은 기본적으로 '일약일효' 원칙을 따르기 때문에 승인이 어렵지만 한방은 그 기준이 그렇게 엄격하지 않다. 면역처럼 효능이 광범위하고 부작용을 모두 나열하기 어려운 경우라도 동양 의학에서는 수천 년 동안 사용된 실적이 있기 때문에 경험적으로 축적된 사례를 바탕으로 승인되고 있다. 그 전에 면역력을 높이는 것은 앞서 언급한 식생활 및 생활 습관으로 충분히 가능하다. 솔직히 말해 약을 무리하게 사용할 필요도 없다.

제5장

노화 시계를 되돌리는
최신 의학

의학의 한계를 돌파할 열쇠
'장내 세균'

인류는 오랫동안 감염병과 싸워 왔다. 예를 들어 고대 이집트의 람세스 5세(기원전 1157년 사망 추정)의 미라에서는 천연두와 유사한 증상의 흔적이 발견되었다. 람세스가 실제로 천연두에 걸렸는지는 확실하지 않지만 걸렸을 가능성은 있다. 천연두는 8세기 일본에서 대유행했고 이후에도 주기적으로 발생했다. 15세기에는 콜럼버스가 아메리카 대륙을 발견함으로 인해 아메리카에서도 천연두가 크게 유행했다. 그러다가 1980년 세계보건기구WHO가 천연두의 근절을 선언했다.

역사를 통틀어 흑사병, 스페인 독감, 에이즈 같은 끔찍한 감염병들이 주기적으로 유행했다. 몇 년 전에는 신종 코로나 바이러스의 대유행으로 세계가 큰 혼란에 빠지기도 했다. 세균과 바이러스는 인류의 탄생 이전부터 존재해 왔으므로 인류의 역사가 감염병과의 전쟁인 것은 어쩌면 필연인지도 모른다.

21세기에 들어서도 감염병은 여전히 큰 위협이지만 현재 가장 많은 사람의 생명을 앗아 가는 것은 감염병이 아닌 '비감염병'이다. 즉, 면역 폭주로 인해 발생하는 면역 시스템의 붕괴로 인한 질병이다.

10세기 일본 헤이안 시대의 정치가이자 세도가였던 후지와라노 미치타카藤原道隆 와 미치나가藤原道長 도 당뇨를 앓았다는 기록이 있는 것을 보면 비감염병은 오래전부터 존재해 온 것을 알 수 있다. 그러나 비감염병으로 지금보다 많은 사람이 사망한 시대는 없었다. 세계보건기구의 조사에 따르면 전 세계 연간 사망자 5,800만 명 중 4,100만 명, 즉 71퍼센트가 비감염성 질환으로 사망한다.

의학의 발전 덕분에 감염병의 위협을 어느 정도 통제할 수 있게 되었고 평균 수명도 크게 연장되었다. 그러나 어렵게 연장한 수명을 오히려 스스로 줄이고 있다. 생활 방식에서 비롯된 면역 폭주로 인해 자기 자신을 해치고 가속 노화를 일으켜 비감염병을 유발하니 말이다. 이를 막기 위해 할 수 있는 일은 하나다. 면역 폭주를 억제하고 면역 시스템의 붕괴를 멈추는 것이다. 체내 노폐물을 줄이고 장내 환경을 양호하게 유지하는 것 외에는 방법이 없다.

이런 흐름을 반영해 의료를 비롯한 다양한 산업에서 면역의 중요성이 재조명되고 있다. 제약회사들은 장내 세균 연구 및 개발에 집중한다. 최근 10~20년 사이에 장내 세균이 우리의 건강을 얼마나 뒷받침해 주는지 밝혀졌고, 이는 백신과 항생제에 이어 '제3의 충격'으로 불릴 만큼 의학계에 큰 영향을 미쳤다.

이어서 면역과 장내 세균 관련 최신 의료 및 기술을 소개하겠다.

대변 이식이
초인을 만드는 미래

지금까지 장내 세균이 우리의 건강과 수명은 물론 성격에까지 영향을 미치고, 장내 세균의 분포는 대략 3세에 결정되며, 장내 환경에 나쁜 식생활을 삼대에 걸쳐 지속하면 나쁜 장내 세균의 조성이 고정된다고 이야기했다. 장내 환경이 중요하다는 것은 알겠지만 개인이 크게 변화시키기는 어렵겠다고 생각했을 수도 있다.

장내 환경을 빠르게 개선하는 방법이 있다. 바로 대변 이식fecal microbiota transplantation, FMT이다. 대변을 이식한다고? 이렇게 말하면 당황스러울 수 있지만 사실이다. 장내 환경이 좋은 건강한 사람의 대변을 받아 자신의 장에 이식하는 것이다.

대변 기증자는 18~60세의 만성 질환과 감염병이 없는 건강한 사람으로 제한된다. 또 A·B·C형 간염 바이러스, 에이즈, 매독, 기생충이 없어야 한다. 3개월 이내에 항생제를 사용하지 않았고, 체질량지수_{body mass index, BMI}도 정상 범위여야 한다. 제공된 대변은 여러 가지 선별 검사_{screening test}를 거쳐 이식해도 문제가 없는지 확인한 후 제제화해 투여한다. 이식을 받는 사람은 이식 전에 항생제를 복용해 자신의 장내 세균 양을 극한까지 줄인다. 그 후 건강한 사람의 대변을 이식함으로써 새로운 좋은 장내 세균을 정착시키는 것이다.

2022년 미국 식품의약국_{FDA}이 대변 이식을 승인했고, 일본에서는 게이오 의대 병원이 최초로 승인을 받았다. FDA가 처음으로 대변 이식을 승인한 질병인 '재발성 클로스트리디움 디피실 감염증'에서 첫 번째 투여로 81.3퍼센트, 두 번째 투여에서는 무려 93.8퍼센트의 치료 효과를 보였다고 한다. FDA는 약물 승인에 있어서 일본의 후생노동성보다 '일약일효' 규정을 더 엄격하게 적용하기 때문에 이 승인은 상당한 영향을 미쳤다. 어떤 의미에서는 기존 의료가 한계에 도달했음을 시사하는 결정이었다고 할 수 있다.

현재 일본에서도 비승인을 포함해 궤양성 대장염, 과민성 장 증후군, 베체트병_{Behcet's Disease}(혈관에 염증을 일으키는 자가면역질환), 가성막성 대장염 등 많은 질병 치료에 활용되고 있다. 최근에는 장내 세균을 활용한 의료 기술 및 의약품 개발을 목표로 하는 일본 최초의 '장내 세균총 은행'이 발족되었다.

대변 이식은 미래에 암, 당뇨병, 정신질환 등 면역 폭주로 인해 발생하는 다양한 질환을 치료할 수 있을 것이라는 기대를 받고 있다. 알츠하이머형 치매도 초기 단계에서 치료할 가능성이 있으며 예방에도 효과적일 것이다. 실제로 쥐 실험에서는 노화된 쥐에게 젊은 쥐의 장내 세균을 이식했을 때 노화된 쥐의 인지 기능이 개선되었다는 결과가 보고되었다. 뇌에서 기억을 관장하는 해마의 신경계 면역 상태가 젊은 쥐와 비슷해졌다. 이런 점을 고려하면 인간의 뇌에서도 재생 효과를 기대할 수 있을 것이다.

항암제의 효과도
장내 세균에 달렸다

암 면역 요법 중 면역관문억제제 immune checkpoint inhibitor를 이용하는 치료법이 있는데, 공격 면역인 킬러 T세포에 초점을 맞춘 요법이다. 면역관문억제제는 킬러 T세포 표면에 있는 면역관문 분자에 작용해 암에 대한 공격력을 높인다.

공격 면역 중에서 암세포를 공격할 수 있는 것은 자연살해 세포(NK세포)와 킬러 T세포뿐으로 수지상 세포와 헬퍼 T세포의 협력이 필요하다. 자연살해 세포는 자연 면역 팀의 일원으로 지시를 받지 않고도 독립적으로 외부 침입자를 공격할 수 있다. 반면 킬러 T세포는 획득 면역 팀의 일원으로, 수지상 세포로부터 외부 침입자(항원)의 정보를 받고 헬퍼 T세포로부터 '공격 시작'이라는 지시를 받아야만 공격할 수 있다.

앞에서 공격 면역의 과도한 공격을 억제하기 위해 조절 T세포 같은 조절 면역이 존재한다고 설명했다. 하지만 킬러 T세포에는 또 다른 공격 억제 메커니즘이 있다. 바로 킬러 T세포의 표면에 있는 PD-1 Programmed cell death protein 1이라는 면역관문 분자다.

PD-1은 프로그래밍된 죽음(아포토시스apoptosis)을 촉진하는 수용체다. 이곳에 신호가 전달되면 정상 세포를 파괴하지 않도록 킬러 T세포가 공격을 완화하거나 때로는 스스로 죽는다. 또 PD-1은 조절 T세포의 아포토시스를 억제하는 기능도 한다.

참고로 PD-1은 킬러 T세포뿐만 아니라 다른 T세포 및 일부 B세포에도 존재하며, 대식 세포와 수지상 세포에도 발현될 수 있다. PD-1이 이것들에 존재하는 이유 역시 과도한 공격을 방지하고 조절이 제대로 이루어지도록 하기 위해서다.

암세포가 무서운 이유는 PD-1에 PD-L1이라는 자극 분자를 보내 킬러 T세포가 '신호를 수신했다'라고 생각하게 만들어 공격을 억제하고 자신을 보호하도록 조종하기 때문이다. 이 메커니즘이 밝혀진

후 PD-L1이 PD-1에 신호를 보내는 것을 차단하면 된다는 결론에 이르렀고 면역관문억제제 개발로 이어졌다. PD-1을 발견한 교토대학교 특별 교수 혼조 다스쿠本庶佑는 그 업적을 인정받아 2018년 노벨 생리의학상을 수상했다.

면역관문억제제의 첫 번째 약물은 일본에서 개발된 '옵디보'Opdivo다. 흥미로운 점은 옵디보의 효과가 개인이 가진 장내 세균의 차이에 따라 달라진다는 것이다. 2015년 시카고대학교와 프랑스 연구팀이 쥐를 이용한 실험에서 이 점을 밝혀냈다.

이 발표 후 실제로 옵디보를 사용하는 환자들의 장내 세균 조사가 여러 곳에서 시작되었다. 연구로 인해 좋은 효과를 얻은 환자일수록 장내 세균의 다양성이 풍부하다는 것과 치료 전후에 항생제를 사용한 경우 효과가 떨어진다는 사실이 밝혀졌다. 옵디보는 면역 세포에 작용하는 약물이기 때문에 장내 환경이 좋은 사람일수록 면역 세포들이 활발해져서 더 좋은 효과를 얻을 수 있었던 것으로 추정된다.

장내 세균 정보를 기록해 두자

당뇨 치료에 쓰이는 약물인 메트포르민metformin의 혈당 억제 효과

도 장내 환경이 좋은 경우 더 잘 발휘된다는 점이 밝혀졌다. 이처럼 약의 효능도 장내 세균에 따라 달라진다는 인식이 확산되면서 약 수첩에 환자의 장내 세균 정보를 기재하자는 제안이 설득력을 얻고 있다. (일본의 약 수첩お薬手帳은 환자의 복약 관련 정보를 기록하고 관리하는 도구다. 환자의 복약 이력, 알레르기 정보, 현재 복용 중인 약물 등의 정보를 알 수 있으며 최근에는 전자 약 수첩으로 발전하고 있다.―옮긴이)

당뇨 신약 'GIMM'은
장내 환경을 개선한다

최근 미국에서 개발된 당뇨 신약 'GIMM'^{Gastrointestinal Microbial Modulator}은 발효성 식이섬유인 베타 글루칸과 이눌린, 항산화 물질인 안토시아 닌을 배합한 약이다. 이 성분들은 모두 보충제로 판매되고 있으며, 장내 환경을 개선함으로써 당뇨에 효과가 있는 것으로 인정된 새로 운 접근 방식의 약물이다. 이 약을 복용했을 때와 복용하지 않았을 때의 인슐린 분비량과 혈당 상승률을 비교해 보면 복용했을 때 인슐 린 양이 확연히 증가하고 혈당 상승도 억제되었다.

사실 식이섬유를 섭취하면 장내 세균이 짧은사슬지방산을 생성 하고 '인크레틴'^{Incretin}이라는 호르몬이 증가한다. 인크레틴은 식사 후

장에서 분비돼 췌장에서 인슐린이 생성되도록 작용하는 호르몬이다. 즉, 혈당을 억제하는 역할을 한다. 이 약으로 장내 환경이 개선되면서 면역력이 높아지는 것도 확인되었다. 이름은 특정되지 않았지만 혈당 조절에 기여하는 장내 세균이 존재하며 장내 미생물군을 개선하면 혈당도 개선된다는 사실 또한 밝혀졌다.

면역 폭주에도 높은 효과를 보이는 당뇨 약

장내 환경이 개선되면 혈당이 조절되는 이유와 면역력이 높아지는 이유는 이미 알고 있을 것이다. 장내 환경이 좋으면 염증성 사이토카인이 체내를 순환하지 않으므로 인슐린 저항 현상을 방지할 수 있고 면역 세포에 부담을 주지 않는다. 결국 혈당이 떨어지고 면역력은 증가한다는 이야기다. 장내 세균에 식이섬유를 공급하는 것은 정말로 일석삼조라고 할 수 있다.

장내 세균을 통해
비만과 장수 여부를 알 수 있다

비만이 될지, 지구력을 키울 수 있을지, 오래 살게 될지, 피부 노화와 갱년기 증상을 완화할 수 있을지 모두 장내 세균에 따라 달라진다는 사실이 밝혀지고 있다. 몇 가지 예를 소개하겠다.

비만이 늘어난 원인도
장내 세균 때문이다

'포식의 시대'라고 불린 지 꽤 오랜 시간이 지났다. 먹을 것이 부족하지 않은 사람들이 늘어나면서 비만도 증가했다. 그러나 나는 비만이 증가한 원인이 그것뿐만 아니라 장내 세균의 구성과 큰 관련이 있다고 생각한다.

제2차 세계대전 이후 식생활은 급격히 서구화되었다. 육식을 많이 하고 쉽게 먹을 수 있는 음식이 많아졌다. 열량만 높고 필요한 영양소는 충분하지 않으며 무엇보다 식이섬유가 거의 없는 식사를 하게 된 것이다. 이로 인해 우리가 한때 가지고 있던 훌륭한 유익균이 급격히 감소하고 해로운 균이 번성했다. 안타깝게도 장내 환경이 불균형한 사람이 많아졌다. 이것이 비만 증가의 주요 요인으로 추측된다.

흥미로운 실험 결과가 있다. 한쪽은 마르고 다른 쪽은 뚱뚱한 쌍둥이 자매의 변을 각각 무균 상태의 쥐에게 이식했을 때 마른 사람의 변을 이식받은 쥐는 체형이 변하지 않았지만 뚱뚱한 사람의 변을 이식받은 쥐는 비만해졌다. 쌍둥이는 유전자가 같다. 따라서 살찌거나 마르는 것은 유전자보다 장내 세균의 영향이 더 크다는 이야기다.

반대로 살이 빠지는 효과가 기대돼 '날씬균'으로 불리는 장내 세균도 있다. 바로 박테로이데테스문^{Bacteroidetes}의 균이다. 마른 사람의 장내에는 박테로이데테스문 균이 많은데 이 균들은 식이섬유를 분해해 짧은사슬지방산을 생성하고 에너지 소비를 돕는 것으로 보인다. 뷰티르산을 생성해 주는 뷰티르산균도 날씬균의 일종이다.

이 외에도 유익균으로 유명한 비피더스균^{Bifidobacterium}, 락토바실루스균Lactobacillus, 아커만시아균Akkermansiamuciniphila 등이 날씬균으로 분류된다. 이는 일본인의 경우에 해당하며 서양인의 경우에는 크리스텐세넬라균Christensenellaceae, 피칼리박테리움균Faecalibacterium prausnitzii, 로즈부리아균Roseburia 등이 있다.

비만과 다이어트가 장내 세균에 따라 결정되는 미래가 올지도 모르겠다.

신체 능력을 높이는
운동선수 균의 위력

슈퍼 운동선수가 될 수 있는 장내 세균도 존재한다. 2019년 하버드 의학대학원의 조지 처치George Church 교수 연구팀에 의해 밝혀진 바에 따르면 마라톤 선수의 장내에는 지구력을 향상시키는 미생물인 베이오넬라속균Veillonella이 존재한다. 이 미생물을 생쥐의 장에 이식했을 때 이식하지 않은 생쥐에 비해 트레드밀 운동에서 평균 13퍼센트 더 오래 달릴 수 있었다.

이 효과의 메커니즘은 아직 명확히 밝혀지지 않았으나 베이오넬라속균이 생성하는 프로피온산이라는 짧은지방산이 중요한 역할을 하는 것으로 추정된다. 연구에 따르면 프로피온산을 생쥐의 장에 투여했을 때 지구력이 향상되었다.

장시간 강도 높은 운동을 하면 근육에 젖산이 쌓이는데, 젖산은 혈액을 통해 장의 상피세포로 전달된다. 베이오넬라속균은 거의 젖산만을 먹이로 삼아 프로피온산을 생성하는 미생물이다. 또 다른 짧은 사슬지방산인 아세트산도 생성하지만 지구력과 관련된 것은 주로 프로피온산으로 여겨진다. 따라서 젖산이 프로피온산으로 변환됨으로써 우리의 지구력이 향상될 수 있다고 볼 수 있다.

베이오넬라속균은 염증성 사이토카인을 억제하는 작용도 하는 것으로 알려졌다. 이런 효과와 맞물려 운동 능력이 향상되었을 수 있다.

일본에서도 유사한 연구가 진행되고 있다. 일본인의 장내에서는 베이오넬라속이 아닌 다른 장내 세균이 주목받고 있다. 게이오대학교 첨단생명과학연구소의 후쿠다 마사시福田眞嗣 특별 교수 연구팀은 아오야마가쿠인대학교 육상부 소속 장거리 선수들의 장내 플로라에 박테로이데스 유니포르미스Bacteroides uniformis라는 장내 세균이 많이 존재한다는 것을 밝혀 냈다. 연구 결과에 따르면 이 세균이 많을수록 달리기 기록이 빨라졌다.

이 균은 짧은사슬지방산인 아세트산과 프로피온산을 생성하며 해외 연구에서와 마찬가지로 운동 성능 향상에 기여하는 것으로 추정된다.

이 균을 증가시키는 알파 사이클로덱스트린α-cyclodextrin이라는 발효성 식이섬유를 건강한 성인 남성에게 8주간 섭취하게 했더니 자전거로 10킬로미터를 가는 데 걸리는 시간이 유의미하게 단축되었고, 운동 후 피로감도 감소했다는 결과가 나왔다. 즉, 장내 세균으로 운동 능력을 변화시킬 수 있다는 뜻이다.

운동을 하면 장내 세균이 증가한다는 사실도 밝혀졌다. 장내 세균이 증가하면 노화 속도가 자연스럽게 늦춰지므로 일상에서 운동 시간을 조금이라도 늘리면 젊음을 유지하는 데 도움이 될 것이다.

장내 세균이 없으면
이소플라본을 섭취해도 소용 없다

대두에 포함된 이소플라본Isoflavone이라는 폴리페놀은 여성 호르몬의 일종인 에스트로겐과 유사한 작용을 한다. 피부 미용 효과와 갱년기 증상 완화를 기대하며 이소플라본을 열심히 섭취하는 여성이 많다. 그러나 이소플라본을 섭취해도 특정 장내 세균이 없으면 그 효과를 제대로 얻을 수 없다. 바로 '에쿠올equol 생성균'이다.

이소플라본은 장내에서 소화되면 당 부분이 분리된 '아글리콘aglycone형 이소플라본'으로 변환된다. 여기에는 대표적인 성분으로 다이드제인, 제니스테인, 글리시테인이 포함되어 있다. 이 중 다이드제인이 '에쿠올 생성균'에 의해 소비되면 에쿠올이 만들어진다. 이 성분이 바로 에스트로겐과 유사한 작용을 한다.

에쿠올 생성균은 '락토코커스 가르비에'Lactococcus garvieae라는 장내 세균이다. 에쿠올 생산 능력이 있는 일본 여성은 약 절반 정도로 알려져 있으며, 서양 여성의 경우 그 비율이 20~30퍼센트로 더 낮다. 그러나 젊은 일본 여성에서는 이 비율이 20~30퍼센트로 감소하고 있다. 식생활 변화 및 대두 섭취량 감소와 관련이 없지 않을 것이다.

에쿠올 생산 능력은 에쿠올 생성균의 수와 이 균들이 활발히 활동할 수 있는 장내 환경에 따라 달라진다. 현재 에쿠올 생산 능력이 없는 사람들도 대두 제품을 적극적으로 섭취하고 장내 환경을 개선하면 생산 능력을 높일 수 있다는 사실이 밝혀졌으므로 자신의 식생활을 다시 한번 점검해 보자.

IgA는 내 몸의
모든 것을 알고 있다

제3장에서 살펴보았듯이 IgA는 몸의 가장 바깥쪽에 있는 대량 생산형 항체다. 눈, 코, 장 등의 점막과 타액에 존재해서 '점막 면역'이라고도 불린다. 아기가 침을 많이 흘리는 것도 IgA를 내보내 외부 침입자로부터 몸을 보호하기 위해서다.

장벽(腸壁)도 외벽 중 하나로 체내에서 가장 중요한 성벽이므로 장에는 상당히 많은 IgA가 존재한다. 그래서 병원균과 그것들이 대사하는 유해 물질이 침입하는 것을 막는 등 좋은 장내 세균과 같은 역할을 하고 있다.

IgA 연구를 통해 인체에 대해서 다양한 새로운 지식을 얻게 되었다. 그중 몇 가지 주목할 만한 예를 소개하겠다.

미국에서 진행된 연구에 따르면 타액 내 IgA 양을 정기적으로 측정한 결과 상기도감염(감기)이 발생하기 전에 IgA 양이 감소하는 것으로 나타났다. 또 피로감과 타액 내 IgA 양의 관계를 조사했는데 피로감이 강할수록 IgA가 더 많이 감소했다. 더불어 피로할 때 타액 내 바이러스가 증가한다는 보고도 있다. 피곤할 때 감기에 걸리기 쉽다는 것은 사람들의 경험적 느낌이지만 IgA 양을 통해 과학적으로도 입증된 셈이다.

IgA 감소를 막는 생활 습관

스트레스가 많은 환경과 수면 부족도 IgA를 감소시키는 원인이 될 수 있다. 또 안구 건조증이나 구강 건조증으로 눈의 점액이나 타액의 양이 줄어들면 IgA도 감소한다. 안타깝게도 나이가 들면서 타액 내 IgA가 감소한다는 사실이 밝혀졌다.

스트레스를 잘 해소하고 과도한 음주를 피하며 금연을 하는 것도 효과가 있다. 또 다른 사람과 대화할 기회가 적은 사람은 소리를 내지 않고라도 입을 자주 움직이는 것이 좋다. 얼굴의 광대뼈 부분을 가볍게 당겨 그 아래 있는 설하선(혀밑샘)을 자극하는 것도 효과적이다. 타액이 감소하면 IgA도 줄어 바이러스와 세균이 증가하지만 전문가에게 구강 관리를 받음으로써 인플루엔자 발병률이 낮아졌다는 데이터도 있다.

IgA를 증가시키는 방법도 있는데 이 역시 장내 세균이 핵심이다. 유산균 등의 유익균이 먹이를 먹으면서 생성하는 짧은사슬지방산이 IgA 생산을 촉진한다. 건강한 장내 환경을 유지하면 자연스럽게 IgA 분비량도 증가한다는 뜻이다.

목욕도 체온 상승 효과와 보습 효과로 점막을 강화해 IgA 양을 증가시킬 수 있다. 목욕을 하면 혈액 순환이 원활해져서 면역 세포가 활성화되므로 면역력을 높이는 데도 도움이 된다. 가끔은 샤워 대신 여유롭게 욕조에 몸을 담가 보자. 좀 더 여유가 있다면 제3장에서 소개한 중탄산 입욕법도 시도해 보자.

IgA가 말해주는
몸의 상태

수면의 질과 양이 IgA 양과 상관관계가 있다는 것은 뒤집어 말하면 IgA를 측정하면 얼마나 양질의 수면을 취했는지 알 수 있다는 이야기가 된다. 이는 당연히 건강 상태와도 직결된다.

일본의 역전驛傳 마라톤은 여러 주자가 릴레이 형식으로 달리는 장거리 경주다. 당일 선수의 컨디션에 따라 경기 출전 여부가 결정되는데 이때 선수들의 IgA를 측정한다. 감독은 그 결과를 보고 선수 구성을 고려한다. 국제 요트 경기인 '아메리카스 컵'에서도 크루 구성을 결정하기 위해 IgA를 측정한 적이 있다.

IgA 측정이 스포츠 분야에서 주목받기 시작한 것은 1990년대부터 2000년대 초반에 걸쳐서다. 면역 기능과 운동선수의 경기력 간 연관성이 명확해지고, IgA가 스트레스와 건강 상태를 평가하는 중요한 지표로 인식되기 시작했다. 지금은 많은 스포츠 팀과 선수들이 IgA 측정을 활용해 더 효과적인 건강 관리와 경기력 향상을 도모하고 있다.

스포츠는 아니지만 학생들을 대상으로 한 시험 전후의 IgA 측정에서도 흥미로운 결과가 나왔다. 시험 전에는 학생들의 IgA가 감소하고 시험 후에는 크게 증가했다. 역시 긴장도와 스트레스 정도가 IgA 분비량에 큰 영향을 미친다는 것을 알 수 있다.

면역 시스템을 활용한
차세대 암 치료법

암세포만 골라 없애는
광면역 치료

암 치료 분야에서도 면역 시스템을 활용한 치료법이 계속해서 개발되고 있다. 그 가운데 최첨단으로 주목을 받고 있는 것이 '광면역 요법 photoimmunotherapy'이다. 암세포 표면에는 '상피 성장인자 수용체'EGFR 라는 단백질 돌기가 많이 붙어 있는데, 이것이 암세포의 표지자 역할을 한다. 광면역 요법 약물은 EGFR이라는 항원에 결합하는 항체에 빛에 반응하는 물질을 붙인 것이다.

이 약물은 항체이기 때문에 투여하면 결국 암세포의 EGFR에 결합한다. 항원과 항체의 관계는 종종 열쇠와 자물쇠에 비유는데 마치 한 쌍의 열쇠와 자물쇠처럼 딱 들어맞는다. 그 상태에서 의료용 레이저를 쪼이면 약물에 포함된 색소가 반응해 암세포의 세포막만 선택적으로 파괴한다.

이 치료법은 기본적으로 정상 세포에는 붙지 않기 때문에 레이저 조사 시 정상 세포는 손상되지 않는다. 따라서 항암제와 같은 강한 부작용이 없고 신체에 부담이 적은 치료법이라고 할 수 있다. 암세포의 세포막이 파괴되면 미세한 잔해가 나오기 때문에 주변의 면역 세포가 이를 발견하고 공격 대상으로 인식해 제대로 파괴할 수 있다. 이렇게 2단계로 암세포를 무력화할 수 있다는 것도 광면역 요법의 장점이다.

또한 공격 대상으로 인식한 면역 세포들이 항체를 만들어 그것을 가지고 온몸을 순환할 것으로 예상돼 전이암에도 효과적일 것으로 기대를 모으고 있다.

42~45도가 되면
암세포가 사멸한다

인플루엔자와 같은 바이러스에 감염되면 일반적으로 열이 나는데 이때의 고열은 열로 바이러스를 퇴치하기 위한 것이다. 바이러스에 감염되면 T세포, B세포, 대식 세포, 혈관 내피세포 등에서 '인터페론'interferon이라는 물질이 분비돼 발열을 촉진한다. 일반적인 체온계로 확인할 수 있는 39도 전후의 열로 바이러스나 세균을 사멸시킬 수 있기 때문이다.

다친 부위에서 열이 나는 것은 면역 세포들을 집결시키기 위해 혈관이 확장돼 혈류량이 증가하기 때문에 따뜻해지는 것도 있지만 면역 세포들이 부상으로 인해 침입한 세균 등을 죽이기 위해 열을 올리기 때문이기도 하다.

암세포도 고열에 약하다는 점에서 온열을 이용한 치료법이 시행되고 있다. 실제로 고열 시 분비되는 인터페론은 암세포를 죽이는 힘도 있다. 그래서 암세포의 온도를 선택적으로 42.5도 이상 올려서 사멸시키는 온열 요법이 개발되었다.

이처럼 고열은 바이러스 같은 외부 침입자와 암세포를 죽이는 놀라운 힘을 갖고 있지만 주의해야 할 점도 있다. 인플루엔자의 경우 40도에 이르는 고열은 신체에 큰 부담을 줄 수 있다.

열이 날 때 지나치게 해열을 시키면 회복이 늦어질 수 있지만 어린이나 고령자 등 체력이 약한 사람들은 적절하게 해열을 해야 한다. 따라서 상황에 맞게 해열제를 사용하는 것이 좋다. 암 온열 요법에는 암세포만 선택적으로 가열하는 기술이 사용되는데 그 주변의 정상 세포도 40도 이상으로 가열되어 면역력이 높아질 것으로 기대된다.

발열은 본래 외부 침입자에 대한 공격력을 높이기 위해 면역이 일으키는 자연스러운 반응이다. 체온을 의도적으로 조절하는 것은 당연히 신중하게 접근해야 하며 적절한 의료진의 관리 아래 이루어져야 한다.

최근 주목받고 있는
난임 대책

우리 몸의 면역 시스템은 세균이나 바이러스 등 외부 침입자가 체내에 들어오면 공격 면역이 나서서 파괴하지만 꽃가루와 같은 본래 해롭지 않은 자연물이나 새로운 식재료에 대해서는 무분별한 공격 반응이 일어나지 않도록 조절 면역이 활동한다. 이것이 바로 면역 관용이라는 메커니즘이다. 실제로 여성이 임신할 때도 이 메커니즘이 작동한다.

수정란은 절반이 남성의 유전자이므로 여성에게는 본래 이물질이다. 공격 면역에 의해 파괴되면 큰일이므로 조절 T세포가 '공격 중지' 신호를 보내 수정란을 보호한다.

태어나기 전부터
우리를 지켜 준 조절 T세포

조절 T세포는 임신 기간 중 태아로부터 발현되는 아버지 유래 항원을 특별한 경우로 인식하고 이를 장기간 유지해, 같은 아버지의 경우 두 번째 이후 임신에서는 적극적으로 면역 관용을 발동해 임신을 돕는다는 사실도 밝혀졌다. 그 외에도 염증 반응을 억제하거나 자궁 내 환경을 조절해 유산 방지에 매우 중요한 역할을 한다. 가속 노화를 막아 주는 조절 T세포는 우리가 생명을 받는 순간부터 이미 우리를 지켜 주고 있었던 것이다.

참고로 임신 중에는 공격 면역의 힘도 절반 정도로 떨어진다는 사실이 밝혀졌다. 공격 면역인 자연살해 세포(NK세포)에는 원래 공격력이 강한 타입과 약한 타입이 있는데, 임신하면 약한 타입이 자궁 내로 이동해 과도한 공격이 일어나지 않도록 조절하는 것이다. 이처럼 임신 중에는 조절 면역이 강화되도록 매우 정교한 시스템이 작동하고 있다.

한 연구에 따르면 유산 경험이 있는 여성의 자궁 내에는 조절 T세포가 적다는 것이 확인되었다. 최근 난임으로 고민하는 사람이 많아지면서 조절 T세포의 감소가 그 원인 중 하나로 지목되고 있다. 조절 T세포가 부족하면 수정이나 착상이 이루어졌더라도 면역 체계가

'공격 중지' 신호를 보내지 못해 수정란이 이물질로 인식돼 제거될 확률이 높아진다.

나는 강연에서 이 사실을 여러 차례 강조하면서 난임으로 고민하는 분들에게 발효성 식이섬유를 섭취하고 장내 환경에 주의를 기울이는 등 조절 면역을 향상시키는 생활을 하도록 권장하고 있다. 내 조언을 실천해 임신에 성공하고 무사히 출산한 사례도 여러 건 있다. 특히 둘째나 셋째를 출산한 분들도 있다는 기쁜 소식을 종종 전해받는다.

펭귄의 사례이긴 하지만 15년간 산란하지 않은 수족관의 개체에게 베타글루칸을 섭취시켰더니 산란에 성공해 무사히 새끼가 부화했다는 보고도 있다. 베타글루칸은 면역 균형을 조절하고 전반적인 건강 상태를 개선해 주기 때문에 동물의 번식 능력에도 좋은 영향을 미칠 가능성이 있다.

조절 T세포가 임신과 유지에 미치는 역할이 주목받고 있는 가운데 최근에는 이런 사례를 바탕으로 난임 대책에 활용할 수 있는 연구가 진행되고 있다. 예를 들어 특정 면역 조절제를 사용해 조절 T세포의 기능을 강화하고 유산 위험을 낮추고자 하는 것이다. 또 제3장에서 언급한 바와 같이 비타민 D가 조절 T세포를 증가시킨다는 점에 착안해 비타민 D 수치를 검사하는 여성 클리닉도 있다.

몸속에 있으면
임신하기 쉬운 균

'자궁 내 플로라'라는 말을 들어 본 적이 있는가? 임신에는 자궁 내 세균의 구성, 즉 장내 플로라가 아닌 자궁 내 플로라의 상태도 중요하다. 실제로 있으면 임신이 잘되는 세균이 존재하는데, 바로 락토바실루스속균이다.

락토바실루스속균은 유익균으로 세균성 질염과 성 감염병 등을 예방하는 방패 역할을 한다. 일반적으로 자궁 내 플로라는 유익균이 대부분을 차지하는데 유익균이 90퍼센트 이상이면 임신이 용이해진다. 그러나 자궁 내 플로라가 무너지고 락토바실루스속균이 줄어들면 병원체가 침입하기 쉬운 환경이 된다. 이때 우리 몸은 면역 작용을 통해 병원체를 제거하려 하지만 그 과정에서 수정란까지 함께 제거될 수 있다.

임신율을 높이려면 자궁 내 플로라를 양호하게 유지해야 한다. 어떻게 하면 될까? 자궁 내 플로라는 장내 플로라와 밀접한 관련이 있다. 따라서 장내 플로라를 건강하게 유지하는 식생활과 생활 습관을 실천하면 자궁 내 플로라도 개선할 수 있다. 장내 세균이 영향을 미치는 영역은 이처럼 방대하다.

태아도 미생물에 노출되어 있다

태아는 오랫동안 무균 상태라고 여겨졌지만 최근 연구들은 이 주장을 뒤집고 있다. 여러 연구에서 태아가 실제로 몇몇 미생물에 노출되어 있을 가능성이 제기되었다.

2014년 베일러 의대 교수 켈스티 아가드Kjersti Aagaard는 태반 내에 미생물이 존재한다는 사실을 발견했다. 특히 태반의 미생물 군집이 어머니의 구강 내 미생물 군집과 유사하다는 결과가 나왔다. 2016년에는 콜라도Collado 연구팀이 양수와 태반에서 세균의 존재를 확인하고 이런 미생물이 태아의 건강과 발달에 어떤 영향을 미치는지 탐구했다.

인류는 태아 때부터 세균 등의 미생물과 떼려야 뗄 수 없는 관계에 있다는 흥미로운 사실을 보여 주는 연구들이다.

몸속 미생물이 질병 예방의 가능성을 결정한다

　장내 세균에 대한 연구가 진행될수록 그 역할의 중요성이 밝혀지면서 연구자들도 크게 놀라고 있다. 이런 배경에서 2007년 미국 국립보건원NIH은 장뿐 아니라 구강, 비강, 피부, 비뇨기, 생식기 등 다양한 조직의 미생물군(마이크로바이옴)을 조사하기 위한 '인간 마이크로바이옴 프로젝트'Human Microbiome Project, HMP를 시작했다. 목적 중 하나는 마이크로바이옴 연구를 통해 암 및 여러 질병과의 연관성을 탐구하는 것이다.

　2010년에는 100여 명의 과학자가 연구를 통해 인간의 소화기관에 약 1,000종의 미생물이 존재하며 이들의 유전자가 약 330만 개에 달한다는 사실을 밝혀냈다. 인간의 유전자 수가 약 22,000개인 것을 감안하면 약 150배에 해당하는 놀라운 결과였다. 이 연구에서 밝혀진 사실은 전체 인구의 약 40퍼센트가 동일한 미생물을 공유하고 있지만 완전히 같은 구성을 가진 사람은 없다는 것이다. 인류는 모든 사람이 99.9퍼센트 동일한 DNA를 가지고 있지만 마이크로바이옴은 어느 정도 공통점은 있어도 개인마다 그 구성이 완전히 다르다.

이런 결과를 바탕으로 사람의 감염병이나 기타 질병에 대한 취약성, 체질 등은 DNA보다는 오히려 마이크로바이옴에 의해 크게 좌우될 수 있다는 인식이 확산되고 있다. 게놈 매핑이 유전자의 분포도를 작성해 게놈 전체를 이해하는 데 기여한다면 마이크로바이옴의 매핑 또한 현재 종양학 분야에서 세계적으로 주목받고 있으며 앞으로 더욱 중요한 연구 분야가 될 것이다.

우주에 갈 때는
장내 세균을 가져가라

전 세계적으로 우주 개발 시대가 도래하면서 인류와 우주 공간 사이의 거리는 점점 더 가까워지고 있다. 우주 개발 분야에서도 장내 세균이 주목받고 있으며 연구가 진행되고 있다.

우주 공간에서는 체력 저하, 골량 감소, 근육 위축 등 노화와 유사한 현상이 급격히 진행된다. 이런 신체적 변화는 무중력 상태에서의 스트레스와 단조로운 식사의 영향으로 더욱 악화되며 면역력 또한 현저히 저하된다.

국제 우주정거장ISS에 체류하는 우주비행사들의 장내 세균을 조사했는데 ISS에서 생활하는 동안 그들의 마이크로바이옴이 변화해 서로 장내 세균이 유사해진다는 사실이 밝혀졌다.

현재 우주 공간에서 다른 생명체를 발견하지 못한 상황을 고려할 때, 우리는 우주를 무균 상태로 상정할 수 있다. 지구에서는 장내 세균으로부터 많은 혜택을 받고 그 덕분에 건강을 유지하고 조절할 수 있지만 우주에서는 이런 혜택을 기대하기 어려워 몸의 조절 기능이 제대로 작동하지 않을 수 있다. 그래서 현재 우주 공간에 유익한 장내 세균을 가져가는 방안을 검토 중이며 향후 10년 이내에 해당 품목이 결정될 것으로 예상된다. 이 과정에는 지상에서의 연구와 시험 비행을 통한 실증 실험도 포함된다. 당연히 유익균(프로바이오틱스)뿐만 아니라 유익균의 먹이가 되는 식이섬유(프리바이오틱스)도 검토될 예정이다.

미국 항공우주국NASA, 일본 우주항공연구개발기구JAXA, 유럽우주국ESA을 비롯한 국제 우주기관과 대학 연구기관들이 이 분야의 연구를 추진하고 있으며 앞으로도 우주 환경에서의 건강 관리에 대한 새로운 지식이 계속해서 제공될 것이다.

15세기 말 대항해 시대에 포르투갈을 비롯해 유럽 각국이 해외 진출을 목표로 대양으로 나아갔다. 이 시기의 항해는 종종 3개월을 넘겼고 선원들은 보존식만 먹으며 긴 항해를 견뎌야 했다. 그들은 비타민 C 부족으로 괴혈병에 걸리기 일쑤였는데 이로 인해 목숨을 잃은 선원의 수가 무려 200만 명에 달했다고 전해진다.

시간이 흘러 18세기 일본에서는 그동안 주류였던 현미식이 백미식으로 바뀌었다. 이 변화는 신분이 높은 귀족들로부터 서민 그리고 도시에서 지방으로 확산되었다. 이 시기에 걸음이 불안정해지는 '에도 병'이라는 이상한 질병이 유행했는데 사실은 비타민 B_1 부족으로 인해 발생하는 각기병이었다. 이후 메이지 시대 초기에도 같은 음식을 반복적으로 섭취하는 경우가 많은 군대 등을 중심으로 각기병이 퍼져 나가 많은 생명을 앗아 갔다.

현재 인류가 우주로 날아오르려고 하는 가운데 무엇이 부족해서 큰 병이 발생할지 생각해 보면 첫 번째로 꼽히는 것이 장내 세균이다. 이에 따라 여러 기관에서 우주 공간이 우주비행사의 장내 환경과 장내 세균에 미치는 영향을 연구하고 있다. 인류에게도 장내 세균 등의 미생물에게도 우주 공간에서 지내는 것은 미지의 경험이다. 지구에서의 오랜 공생 관계처럼 우주 공간에서도 공생 관계를 잘 구축하면서 인류가 새로운 한 걸음을 내디딜 수 있기를 바란다.

장내 세균에 대해 알고 있는 것은
빙산의 일각이다

장내 세균에 대해 여러 사실이 밝혀지고 있다. 다만 장내 세균의 유전자 수는 100만 개(인간은 22,000개)이고 개체 수로 따지면 100조 개(인간은 세포 수로 37조 개)가 존재한다는 점을 고려하면 지금까지 밝혀낸 것은 빙산의 일각에 불과하다고 할 수 있다.

건강 상태, 노화 속도, 수명 등 우리 삶의 많은 부분이 장내 세균에 의해 조절된다니 정말 놀라운 일이다. 100조 개에 달하는 장내 세균의 존재를 고려하면 앞으로 우리 몸에 더욱 영향을 미칠 수 있을 것으로 예측할 수 있다. 한편으로는 두렵기도 하지만 의학과 건강에 대한 기대를 불러일으킨다. 그 영향이 긍정적이든 부정적이든 아직 완전히 밝혀지지 않았을 뿐이지 장내 세균은 이미 우리 몸의 여러 측면을 조절하고 있을 것이다.

장내 세균이 인간을
업그레이드한다

인체가 하나의 하드웨어라면 장내 세균을 포함한 마이크로바이옴은 이를 작동시키는 운영체제^{OS}다. 그렇다면 대변 이식은 OS의 업그레이드와도 같다.

행복해지고 싶은가?

날씬해지고 싶은가?

아름다운 피부를 갖고 싶은가?

영원히 젊게 살고 싶은가?

그렇다면 장내 세균을 교체해 보자.

이런 시대가 오는 것도 시간문제일 것이다. 대변 이식은 손쉬운 방법에 해당하지만 그보다 먼저 우리는 식생활과 생활 습관을 변화시킴으로써 OS를 업그레이드할 수 있다. 자신의 몸이라는 하드웨어를 더 이상 낡지 않게 유지하고 계속 건강하게 작동할 수 있도록 OS를 더 나은 것으로 업그레이드하고 믿음직한 동료인 면역 세포들을 소중히 여기자. 그렇게 해서 가속 노화를 막고 몸과 마음 모두 건강하게 지낼 수 있기를 바란다.

일상의 작은 변화가 몸에 놀라운 변화를 만든다

인류의 평균 수명은 수백 년 전까지 약 30세에 불과했다. 당시에는 40대 이후의 삶이 여생이었다. 그러나 의학의 비약적인 발전 덕분에 이제는 '100세 시대'라는 말이 당연하게 여겨지고 있다. 현재의 고령층은 그들이 어린 시절에 보았던 같은 연령대의 고령층보다 훨씬 젊어 보인다. 이런 변화로 인해 누구나 젊음의 연장을 누리며 건강하게 오래 살 수 있다고 착각하기도 한다. 물론 생활 방식을 바꾸지 않고도 젊고 건강하게 사는 사람들도 있지만 안타깝게도 대다수는 그렇지 않다.

전 세계적으로 많은 사람이 동맥경화나 당뇨 같은 비감염성 질환으로 고통받고 있으며, 이는 전체 사망 원인의 70퍼센트에 달한다. 이 책에서는 대다수 사람의 몸에서 일어나는 면역 시스템의 붕괴, 즉 면역 폭주 현상에 주목했다. 면역 폭주는 신체를 배속으로 노화시키고 갑작스러운 질병이나 죽음에 이르게 할 수 있다. 면역의 전체 상이 매우 복잡하고 정보량이 많기 때문에 이 책에서는 면역 시스템 전체에 대한 상세한 설명이나 개별 물질 및 성분의 명칭 같은 전문적인 요소는 최대한 배제하고, 가속 노화를 이해하는 데 필요한 부분만 엄선해 이해하기 쉽게 전달하고자 했다.

자신의 외모나 건강 상태에 이상이 생기거나 가까운 사람에게 건강상 문제가 발생했을 때 '면역 폭주가 발생하고 있구나!', '체내 노폐물을 줄여야겠어!', '조절 T세포를 늘려서 건강해지자!' 이렇게 생각할 수 있다면 저자로서 매우 기쁠 것이다. 이런 의식 변화가 더 많은 사람에게 일어난다면 최신 의학의 지식과 대중 요법적 치료 사이의 장벽이 허물어지리라 믿는다.

나는 아마도 이런 장벽의 존재를 용납할 수 없는 성격일지도 모른다. 20대 시절, 의사의 전문 분야마다 존재하는 장벽, 최신 연구와 학회 간의 장벽, 신약 승인에 대한 장벽, 서양 의학과 동양 의학 간의 장벽 그리고 90퍼센트의 사람에게 효과가 있는 방법만을 중시하고 나머지 10퍼센트를 간과하는 근거 중심 의학의 장벽을 느꼈다.

이런 장벽들을 어떻게 극복할 수 있을지 고민하고 논의하는 자리에서는 시간 가는 줄 모르고 열중하곤 했다. 그런 생각과 토론 끝에 도달하는 결론은 언제나 '공생'이었다. 바이러스와 세균을 제거하려는 노력으로 인해 면역력을 훈련할 기회를 잃고 감염증에 취약해진다. 서양 의학을 지나치게 중시하다 보니 전체를 보는 동양 의학을 소홀히 하게 된다. 그러나 흑백으로 나눠 해결할 수 있는 문제는 점점 줄어드는 추세다.

앞으로의 세상에서 직면할 많은 문제는 종종 모호하게 여겨지지만 동양인에게는 익숙한 '공생'이라는 개념을 통해 해결의 실마리를 찾을 수 있을 것이다. 서로 상반된 기능을 하는 공격 면역과 조절 면역이 조화롭게 공생하며 인체를 재생하고 다양한 질병으로부터 보호하고 있다.

끝까지 읽어 주신 독자 여러분께 진심으로 감사드린다. 우리 일상에 작은 변화만 주어도 우리 몸은 놀랍도록 변한다. 인체의 무한한 가능성에 눈을 뜨고 그 가능성을 확장하는 첫걸음을 내딛기를 바란다. 저자로서 이보다 더 큰 기쁨은 없을 것이다.

이 책 출판에 있어 산마크출판의 오모토 신고小元慎吾와 작가 야마모토 가츠에山本佳津江에게 많은 도움과 아낌없는 지원을 받았다. 두 분의 협조가 없었다면 면역에 대한 지식을 이렇게 책으로 정리하는 프로젝트를 완수할 수 없었을 것이다. 또한 가족과 친구들, 나를 지지해

주신 모든 분께 감사의 마음을 전한다. 여러분의 따뜻한 격려와 이해가 책 출간에 큰 힘이 되었다. 마지막으로 이 책과 관련된 모든 분께 진심으로 감사드린다.

참고 문헌

제2장

〈国民健康調査糖尿病1000万人超過去最多〉毎日新聞, 2017年9月21日

Alexander Humberg1,2 & Ingmar Fortmann1 & Bastian Siller1 & Matthias
    Volkmar Kopp1,3 & Egbert Herting1 & Wolfgang Göpel1 & Christoph
    Härtel1,4 & German Neonatal Network, German Center for Lung
    Research and Priming Immunity at the beginning of life (PRIMAL)
    Consortiu'Preterm birth and sustained inflammation:consequences for the
    neonate'burg, Josef-Schneider-Strasse 2, 97080 Würzburg, Germany/
    Published online: 13 July 2020 *Seminars in Immunopathology*, 2020, 42(451 –
    468).

제3장

Natsume O, Kabashima S, Nakazato J, Yamamoto-Hanada K, Narita M,

Kondo M, Saito M, Kishino A, Takimoto T, Inoue E, Tang J, Kido H, Wong GWK, Matsumoto K, Saito H, Ohya Y./Two-step Egg Introduction for preventing egg allergy in High-risk Infants with eczema (PETIT study): a double-blind, placebo-controlled, parallel-group randomised clinical trial/*The Lancet*, 2017, 389(276-286).

Fatemeh Arya, Sam Egger, David Colquhoun, David Sullivan, Sebely Pal and Garry Egger Differences in postprandial inflammatory responses to a 'modern' v. traditional meat meal: a preliminary study/*British Journal of Nutrition*, 2010, 104(724-728).

Y Tanaka, H Nagashima, K Bando, L Lu, A Ozaki, Y Morita, S Fukumoto, N Ishii, and S Sugawara/Oral CD103-CD11b+ classical dendritic cells present sublingual antigen and induce Foxp3+ regulatory T cells in draining lymph nodes/*Mucosal Immunology*, 2017, 10(79-90).

Calder, P. C. /"Marine omega-3 fatty acids and inflammatory processes: Effects, mechanisms and clinical relevance."/*Biochimica et Biophysica Acta (BBA) – Molecular and Cell Biology of Lipids*, 2015, 1851(469-484).

Serhan, C. N. /"Pro-resolving lipid mediators are leads for resolution physiology."/*Nature*, 2014, 510(92-101).

Calder, P. C. /"Omega-3 fatty acids and inflammatory processes: from molecules to man."/*Biochemical Society Transactions*, 2017, 45(1105-1115).

Stephen J.D. O'Keefe, Jia V. Li, Leo Lahti, Junhai Ou, Franck Carbonero, Khaled Mohammed, Joram M Posma, James Kinross, Elaine Wahl, Elizabeth Ruder, Kishore Vipperla, Vasudevan Naidoo, Lungile Mtshali, Sebastian Tims, Philippe G.B.Puylaert, James DeLany, Alyssa Krasinskas, Ann C.Benefiel, Hatem O. Kaseb, Keith Newton, Jeremy K. Nicholson, Willem M. de Vos, H. Rex Gaskins, and Erwin G.Zoetendal/Fat, Fiber and Cancer Risk in African Americans and Rural Africans/*Nature*

Communications, 2015; 6: 6342./Published online 2015 Apr 28.

Midori Takeda, Jungmi Choi, Toyoki Maeda, Shunsuke Managi/Effects of bathing in different hot spring types on Japanese gut microbiota/ *Scientific Reports* 2024, 28 Jan.

Atarashi, K., Tanoue, T., Shima, T., Imaoka, A., Kuwahara, T., Momose, Y., Cheng, G., Yamasaki, S., Saito, T., Ohba, Y., Taniguchi, T., Takeda, K., Hori, S., Ivanov, I.I., Umesaki, Y., Itoh, K., & Honda, K./Induction of colonic regulatory T cells by indigenous Clostridium species/*Science*, 2011, 331(337-341).

守屋好文(NPO法人再生医療推進センター)〈腸内細菌5,000人のデータベースの構築薬の開発や病気の予防〉

Ying Sun,1,2 Peijun Ju,1,2,3 Ting Xue,1,2 Usman Ali,1,4 Donghong Cui,1,2 Jinghong Chen/Alteration of faecal microbiota balance related to long-term deep meditation /*General Psychiatry*, 2023;36(1-8).

S Kuhle, OS Tong, CG Woolcott/"Association between Cesarean Delivery and Obesity in Childhood: A Systematic Review and Meta-Analysis."/ *Obesity reviews*, 2015, 16, 4(295-303).

P. Bager, J. Wohlfahrt, T. Westergaard/Caesarean delivery and risk of atopy and allergic disesase: meta-analyses/*Clinical & Experimental Allergy*, 2008, 38, 4(634-642).

Sevelsted A, et al./"Long-term Impact of Cesarean Section on the Health of the Child."/*Long-term Health*, 2015, 16(1-10).

Cardwell CR, et al./"Mode of Delivery and Risk of Developing Type 1 Diabetes in Children: A Meta-Analysis of 20 Observational Studies."/ *Mode of Delivery and Risk of Type 1 Diabetes*, 2014, 22(361-374).

Xiaoqing Shao, Xiaolian Ding, Bin Wang, Ling Li, Xiaofei An, Qiuming Yao, Ronghua Song, and Jin-an Zhang/Antibiotic Exposure in Early Life

Increases Risk of Childhood Obesity: A Systematic/*Frontiers in Endocrinology* (Lausanne). 2017; 8: 170.

Ajslev TA, et al./"Antibiotics in the first year of life and subsequent childhood weight gain: a cohort study."/International Journal of Obesity, 2011, 35(38-43).

Schwartz BS, et al./"Antibiotic use and childhood body mass index trajectory."/ *International Journal of Obesity*, 2016, 40(615-621).

Gohir W, et al./"Multi-generational undernutrition influences offspring microbiota and metabolism"/*Gut*, 2015, 64, 3(496-504).

Grissom NM, et al./"High-fat diet-induced maternal obesity alters fetal hippocampal development and impairs cognitive function in adult offspring."/*Psychoneuroendocrinology*, 2015, 53(132-141).

Dunn GA, Bale TL./"Transgenerational transmission of glucose intolerance and obesity by in utero undernutrition in mice."/*Endocrinology*, 2009, 150(1793-1804).

Wang J, et al./"Intergenerational transmission of dietary-induced obesity."/ *Molecular Endocrinology*, 2011, 25(791-801).

제4장

〈がんと遺伝の関係性について〉(公益財団法人がん研究会有明病院サイト〈がんに関する情報〉2024年4月24日).

〈(2)遺伝性腫瘍の原因〉(〈がん情報サービス〉サイト〈病名から探す: 遺伝性腫瘍〉) 27 Lynch, H. T., & de la Chapelle, A./"Hereditary colorectal cancer."/*The New England Journal of Medicine*, 2003, 348(10), 919-932.

King, M. C., Marks, J. H., & Mandell, J. B./"Breast and ovarian cancer risks due to inherited mutations in BRCA1 and BRCA2."/*Science*, 2003, 302(5645), 643-646.

Fearon, E. R./"Human cancer syndromes: clues to the origin and nature of cancer."/*Science*, 1997, 278(5340), 1043-1050.

Kinzler, K. W., & Vogelstein, B./"Gatekeepers and caretakers."/*Nature*, 1997, 386(6627), 761-763.

제5장

Noncommunicable Diseases (NCDs):Global Impact: NCDs account for approximately 41 million deaths each year, which is about 74% of all deaths worldwide.(World Health Organization(WHO))

Major Causes: The primary NCDs include cardiovascular diseases, cancers, respiratory diseases, and diabetes.(World Health Organization(WHO))

Premature Deaths: More than 17 million people die from NCDs before the age of 70, with a significant portion of these deaths occurring in low-and middle-income countries.(World Health Organization(WHO))

Van Nood E, et al./"Duodenal infusion of donor feces for recurrent Clostridium difficile."/*The New England Journal of Medicine*, 2013; 368(407-415).

Villeda SA, et al./"Rejuvenation of the aged brain and muscle by exposure to young systemic factors."/*Nature Medicine*, 2014, 20(659-663).

Chengwei Wu/Gut microbiota from young mice improves the short-term memory of aged mice./*Nature Aging*, 2021, 1(139-151).

Sivan, A., Corrales, L., Hubert, N., Williams, J. B., Aquino-Michaels, K., Earley, Z. M., ... & Gajewski, T. F./"Commensal Bifidobacterium promotes antitumor immunity and facilitates anti-PD-L1 efficacy."/*Science*, 2015, 350(1084-1089).

Routy, B., Le Chatelier, E., Derosa, L., Duong, C. P., Alou, M. T., Daillère, R., ... & Zitvogel, L./"Gut microbiome influences efficacy of PD-1-based immunotherapy against epithelial tumors."/*Science*, 2018, 359(91-97).

Vétizou, M., Pitt, J. M., Daillère, R., Lepage, P., Waldschmitt, N., Flament, C., … & Zitvogel, L./"Anticancer immunotherapy by CTLA-4 blockade relies on the gut microbiota."/*Science*, 2015, 350(1079-1084).

Candida J. Rebelloa,b, Jeffrey Burtona, Mark Heimanc, and Frank L. Greenwaya/Gastrointestinal Microbiome Modulator Improves Glucose Tolerance in Overweight and Obese Subjects: A Randomized Controlled Pilot Trial/*Journal of Diabetes and Its Complications*, 2015; 29(8): 1272 – 1276.

TURNBAUGH Peter J./An obesity-associated gut microbiome with increased capacity for energy harvest/Journal: *Nature*, 2006, 444(1027-1031).

Cristian G. Hernandez and Alexander H. Cameron/"Genomic and Metabolic Adaptations of Veillonella atypica"/*Nature Microbiology*, 2019, 4(1687-1697).

Atsushi Higuchi/Bacteroides uniformis and its preferred substrate, α-cyclodextrin, enhance endurance exercise performance in mice and human males/*Nature Metabolism*, 2021, 3(879-895).

内山成人, 上野友美, 鈴木淑水(大塚製薬株式会社佐賀栄養製品研究所)〈新規エクオ・ル産生乳酸菌のヒト糞便からの単離・同定〉腸内細菌学雑誌21巻3号(2007年).

Lindsay M. Leonard, Mun Sun Choi, Tzu-Wen L. Cross/Maximizing the Estrogenic Potential of Soy Isoflavones through the Gut Microbiome: Implication for Cardiometabolic Health in Postmenopausal Women/*Nutrients*, 2022, 14(3), 553;

Jing Lv, Shengkai Jin, Yuwei Zhang, Yuhua Zhou, Menglu Li, Ninghan Feng/Equol: a metabolite of gut microbiota with potential antitumor effects/*Gut Pathogens*, 2024, 16:35.

Toshihiro Ushiroda/Optimal cut-off value for equol-producing status in women/*PLOS ONE*, 2018, Vol 13.

Neville V, et al./Effects of exercise on immune function and upper respiratory tract infection risk./*Medicine & Science in Sports & Exercise.* 2008, 40(1228-36).

近藤一博〈疲労のバイオマーカー：唾液中ヒトヘルペスウイルス6(HHV-6)〉《医学のあゆみ》Volume 228, Issue 6, 664-668(2009年)).

Yoshihiro Yoneyama/Association Between Pneumonia and Oral Care in Nursing Home Residents/*Journal of the American Geriatrics Society*, 2008, 50(430-433).

Ali A El-Solh/Association Between Pneumonia and Oral Care in Nursing Home Residents/*Lung*, 2011, 189(173-180).

Reza Afrishama, b Mohammad Aberomandb Omid SoliemaniFarc Wesam Kootid Damoon Ashtary-Larkya, b Fatima Alamirie Sedigheh Najjar-Aslf Ali Khaneh-Keshif Sahar Sadegh-Nejadia, b/Levels of salivary immunoglobulin A under psychological stress and its relationship with rumination and five personality traits in medical students/*European Journal of Psychiatry*, 2016, 30, 1(41-53).

Jared H. Rowe, James M. Ertelt, Lijun Xin, Sing Sing Way/Pregnancy imprints regulatory memory that sustains anergy to fetal antigen/*Nature*, 2012, 490(102-106).

Soo Hyun Ahn, Sean L. Nguyen, Margaret G. Petroff/Exploring the Origin and Antigenic Specificity of Maternal Regulatory T Cells in Pregnancy/*Frontiers in Immunology*, 2020, 11, 17452020.

Claudia Gabriela Rueda, Petra Ruedl, and Thomas B. Huber/Exploring the Origin and Antigenic Specificity of Maternal Regulatory T Cells in Pregnancy/*Nature Medicine*, 2012, 18(1028-1034).

Alexander G. Betz/Tolerating pregnancy/*Nature* 2012, 490(47 - 48).

井上美紀, 進藤英朗, 山内康弘, 飯沼杏平, 森本大介, 立川利幸/学会発表〈黒酵母βグルカン投与によるマカロニペンギンの産卵誘発〉(2019年 2月27〜28日第2回

水族館研究会).

Scand. Møller BR, Kristiansen FV, Thorsen P, Frost L, Mogensen SC/Sterility of the uterine cavity/*Acta Obstetricia et Gynecologica Scandinavica,* 1995, 74(216-9).

Franasiak JM, Werner MD, Juneau CR, Tao X, Landis J, Zhan Y, Treff NR, Scott RT/Endometrial microbiome at the time of embryo transfer: next-generation sequencing of the 16S ribosomal subunit/*Journal of Assisted Reproduction and Genetics,* 2016; 33(129-36).

Carlos Simon, Jose Bellver/Evidence that the endometrial microbiota has an effect on implantation success or failure/*American Journal of Obstetrics & Gynecology,* 2016, 215, 6(684-703).

Aagaard, K., Ma, J., Antony, K. M., Ganu, R., Petrosino, J., & Versalovic, J./"The placenta harbors a unique microbiome."/*Science Translational Medicine,* 2014,6(237).

Funkhouser, L. J., & Bordenstein, S. R./Mom knows best: the universality of maternal microbial transmission/*PLoS Biology,* 2013, 11(8).

Collado, M. C., Rautava, S., Aakko, J., Isolauri, E., & Salminen, S./Human gut colonisation may be initiated in utero by distinct microbial communities in the placenta and amniotic fluid/*Scientific Reports,* 2016, 6, 23129.

DiGiulio, D. B., Callahan, B. J., McMurdie, P. J., Costello, E. K., Lyell, D. J., Robaczewska, A., ... & Relman, D. A./"Temporal and spatial variation of the human microbiota during pregnancy."/*Proceedings of the National Academy of Sciences,* 2015, 112(11060-11065).

Bacterial balance keeps us healthy: Microbial genes in gut outnumber genes in human body/*European Molecular Biology Laboratory(EMBL),* March 4, 2010.

Xiuying Zhang, Dongqian Shen, Zhiwei Fang, Zhuye Jie, Xinmin Qiu, Chunfang Zhang, Yingli Chen, Linong Ji/Human Gut Microbiota Changes

Reveal the Progression of Glucose Intolerance/*Cell Metabolism*, 2015, 22(632-642).

Jacoline Gerritsen, Hauke Smidt, Ger T. Rijkers & Willem M./Intestinal microbiota in human health and disease: the impact of probiotics/*Genes & Nutrition*, 2011, 6(209-240).

Pedro De Oliva-Neto, Sidmeire Santos Oliveira, Estevão Zilioli and Márcia Zilioli Bellini/Yeasts as Potential Source for Prebiotic β-Glucan: Role in Human Nutrition and Health/*Springer*, 2016.

Fred W. Turek, Abigail L. Johnson, and Elaine M. Hampson/Effects of Spaceflight on the Human Gastrointestinal Tract Microbiome/*Cell Host & Microbe*, 2023, 103(761-769).

Peng Jiang, Stefan J. Green, George E. Chlipala, Fred W. Turek & Martha Hotz Vitaterna/Reproducible changes in the gut microbiome suggest a shift in microbial and host metabolism during spaceflight/*Microbiome*, 2019, 7, Article number: 113.